国家自然科学基金项目(项目编号:51405095)

教育部博士点基金项目(项目编号:20102304120007)

中国博士后科学基金项目(项目编号:20110491030)

黑龙江省自然科学基金项目(项目编号:LH2019E032、QC2010009)

柔索牵引下肢康复机器人技术

王克义　王砚麟　著

哈尔滨工程大学出版社

Harbin Engineering University Press

内 容 简 介

本书综述了近年来国内外柔索牵引并联机器人在工程领域的应用及研究进展,并在康复训练领域学术前沿的基础上重点阐述了柔索牵引下肢康复机器人的基础理论与关键技术。本书主要内容包括康复工程背景及研究意义,柔索牵引并联机器人的国内外研究动态,下肢康复机器人国内外研究现状及发展动态分析,下肢生理特征及柔索牵引下肢康复机器人结构方案,柔索牵引下肢康复机器人的动力学与优化,柔索牵引下肢康复机器人稳定性研究,柔索牵引下肢康复机器人柔顺性控制研究,人机训练模式,柔索牵引下肢康复机器人系统研制和实验。本书条理清晰、内容丰富,注重内容的层次性、系统性。

本书可供机械电子工程、机械设计及理论、控制理论与控制工程等相关专业的研究生阅读,也可作为机器人研究及自动化相关方向的科研人员与工程技术人员的参考书。

图书在版编目(CIP)数据

柔索牵引下肢康复机器人技术/王克义,王砚麟著. —哈尔滨:哈尔滨工程大学出版社,2020.5
ISBN 978 – 7 – 5661 – 2406 – 7

Ⅰ.①柔… Ⅱ.①王… ②王… Ⅲ.①机器人技术 –应用 – 下肢 – 康复训练 – 研究 Ⅳ.①R658.309 – 39

中国版本图书馆 CIP 数据核字(2019)第 187025 号

选题策划	石　岭
责任编辑	刘凯元
封面设计	博鑫设计

出版发行	哈尔滨工程大学出版社
社　　址	哈尔滨市南岗区南通大街 145 号
邮政编码	150001
发行电话	0451 – 82519328
传　　真	0451 – 82519699
经　　销	新华书店
印　　刷	哈尔滨市石桥印务有限公司
开　　本	787 mm×1 092 mm　1/16
印　　张	11.25
字　　数	268 千字
版　　次	2020 年 5 月第 1 版
印　　次	2020 年 5 月第 1 次印刷
定　　价	49.80 元

http://www.hrbeupress.com
E-mail:heupress@ hrbeu.edu.cn

前　言

随着下肢运动功能障碍患者数量的增加和科技的发展,柔索牵引下肢康复机器人因其具有质量小、惯性小、工作空间大和运动灵活等优点而广泛地应用于人体下肢康复领域,具有广阔的发展前景。因此,研究柔索牵引下肢康复机器人的构型及其关键技术具有重要的现实意义。

本书以可模块化重构的且含有刚性运动支链的柔索牵引下肢康复机器人技术实现下肢(或骨盆)多模式康复训练为研究目标,通过突破下肢康复训练模式、含有刚性运动支链的柔索牵引下肢康复机器人机构学等方面的关键技术,为模块化下肢康复机器人的研究奠定基础;对不同运动模式(屈伸、内收外展、内旋外旋)和功能模式(轨迹、等速、等力)的下肢康复训练效果进行分析,寻找下肢康复训练的有效方法,以适应康复训练过程中训练者的主动性;探索刚性支链运动规划,以改善机器人工作性能;建立机器人系统动力学模型,阐明柔索弹性对系统驱动特性的影响规律,为引入被动柔顺控制做准备,完善柔索牵引并联机器人理论。

本书共分 7 章,由王克义和王砚麟共同撰写,由王克义统稿。

本书得到了国家自然科学基金项目(项目编号:51405095)、教育部博士点基金项目(项目编号:20102304120007)、中国博士后科学基金项目(项目编号:20110491030)、黑龙江省自然科学基金项目(项目编号:LH2019E032、QC2010009)、黑龙江省博士后基金项目(项目编号:LBH－Q15030)、中央高校基本科研业务费专项资金项目等的资助,在此表示衷心感谢。同时要特别感谢张立勋教授、孟浩教授、王岚教授对作者工作的支持和帮助,也要特别感谢研究生狄成宝、唐小强、张松、方硕、冯超豪、尹鹏程和杨海鹏等对本书相关研究工作所做的贡献。

限于作者水平和经验,书中难免有不足之处,敬请读者和同行专家批评指正。

著　者

2019 年 10 月于哈尔滨

目　　录

第1章　绪　　论

1.1　康复工程背景及研究意义

对患者进行康复的方法包括物理治疗和作业治疗,其主要任务是通过身体运动和各种物理因子(电、光、磁、力等)治疗手段,进行神经肌肉和骨关节运动功能的评估、治疗及训练,以减轻疼痛;也可采用日常生活活动训练、手工治疗、认知训练等作业治疗手段对患者进行细致功能、家居及社会生活能力等的评估和治疗训练,促进身心康复,改善生活质量。考虑到作业治疗的重要作用,以及我国康复治疗师人才缺乏、费用贵等实际情况,发展家庭式康复机器人成为迫切需要。

"三瘫"是临床康复治疗的主要对象,也是康复医疗技术最大的应用群体。随着世界各国相继进入老龄化社会,中风患者势必越来越多;与此同时,人们生活节奏变快,由交通事故造成的伤残人数急剧增多。因而社会对康复要求越来越迫切,对康复功能的要求也越来越高。传统的康复训练是由医护人员握住伤残者受损肢体,辅助其做各种动作,维持肢体的活动范围,从而促进运动功能的早日康复。这种训练方式存在很多的问题,如训练效率和训练强度难以保证,训练效果受到医护人员水平的影响,缺乏评价训练参数和康复效果之间关系的客观数据,难以对训练参数进行优化以获得最佳治疗方案等。同时专业的医护人员相对较少,费用相对较贵,无法保证伤残者在整个恢复过程中都能够得到有效的康复训练。康复机器人作为一种自动化康复医疗设备,能够帮助患者进行科学而有效的康复训练,使患者的运动机能得到更好的恢复。其主要涉及特种机器人技术、人机合作技术、生物信息反馈控制技术等关键技术。康复机器人与传统工业机器人有很大的区别:人作为机器人系统的一部分参与机器人的运动和控制,对机器人的结构、驱动方法和控制策略等提出了特殊的要求。发展康复机器人能够弥补传统康复医疗中护理人员短缺的状况和一些操作缺点。

"十一五"期间,我国科技部依据《国家中长期科学和技术发展规划纲要(2006—2020年)》和《国家高技术研究发展计划(863计划)"十一五"发展纲要》,在先进制造技术领域"服务机器人"项目中针对国内外社会发展(尤其是老年人和残疾人)对服务机器人不断增长的需求,提出研发高性价比的助老/助残机器人系列产品;逐步使我国康复机器人产品在性能上达到国际同类产品的先进水平,以满足我国众多老年人和残疾人在康复治疗方面的急切需求,解除老年人和残疾人的痛苦以及家属的后顾之忧;为大规模康复机器人产业化发展奠定基础,为人口老龄化等带来的重大社会服务问题提供解决方案,为实现我国"人人享有康复服务"的国家战略目标和社会协调发展提供技术支撑。在四川地震残疾伤员医疗康复座谈会上,时任卫生部部长陈竺做了重要讲话,要求立即落实震后患者定点康复,发展康复医学。康复机器人作为康复医学内容之一,将更好地为震后患者服务,提高震后患者生活质量,为四川地区的和谐稳定、快速发展提供有利帮助。因此,发展康复机器人符合我国现阶段社会发展需求。

肢体残疾是所有残疾中发生率最高的一种,所以人们对肢体康复训练器的需求更为迫切。其中下肢康复机器人是通过控制下肢的规律运动,进而实现康复训练的。该类康复机器人主要分为卧式下肢康复机器人和站立式下肢康复机器人,前者适合受训者在没有站立能力的康复初期时使用;长时间躺卧训练会造成受训者疲惫、烦躁,所以中后期的康复训练一般采用站立式下肢康复机器人,其通过模拟正常人行走过程中的步态位姿,带动下肢进行有规律的康复训练,以便恢复肢体功能,防止肌肉"废用性"萎缩和关节僵硬,还能对病人的协调能力、平衡能力进行综合康复训练。大部分行走有障碍的受训者不能正常控制重心,丧失了自身平衡机能,有的甚至无法实现对自身躯干的支撑能力,在训练过程中无法实现躯干运动与下肢相协调,影响康复训练效果,甚至给受训者造成习惯性"残疾"。在康复训练过程中,需要控制重心的运动,以满足躯干与下肢步态的协调运动,同时应提供一定的外力维持受训者平衡,这不但能够对受训者进行减重,而且能够锻炼受训者的自身平衡能力。针对步态而言,重心运动主要体现在骨盆的运动上,所以可以通过对骨盆的控制实现对重心的控制。康复机器人是典型的人机合作系统,人与机器人在同一物理空间,因此对机器人的柔顺性、安全性提出了严格要求。柔索牵引并联机构的特性介于刚性串联机构和并联机构之间,具有柔顺性好、运动空间大、占空间小、质量小等特点,且其不会与人体产生刚性碰撞、冲击。基于此,本书提出并进行了柔索牵引骨盆运动控制机器人的研究,用以控制下肢步态康复训练过程中骨盆与下肢的协调运动,并实现减重和平衡训练。柔索牵引机器人属于冗余系统,且存在柔索弹性,这给力的优化控制、系统刚度分析、动力学分析等带来困难,这是本书研究的主要内容。

根据不同个体的康复要求,探索多种不同运动的康复训练模式已成为下肢康复机器人发展的关键技术问题。具有多模式下肢康复训练功能是下肢康复机器人的发展趋势,研究模块化的含有刚性运动支链的柔索牵引下肢康复机器人构型,通过机器人重构实现不同运动的康复训练模式,可以解决单一的下肢屈伸轨迹控制技术问题,同时柔索的被动柔顺性能够适应训练者的主动性,更好地满足康复训练的安全要求。

柔索牵引并联机器人是非刚性、耦合、具有不完整约束的系统,其构型分析、动力学建模分析、柔索力位控制具有很大难度,这是当今机器人领域的研究热点。该项研究工作对于发展、完善下肢康复机器人和柔索牵引并联机器人的相关理论具有一定的科学意义。

1.2 柔索牵引并联机器人的国内外研究动态

根据操作端机构形式,机器人可以分为串联机构、并联机构和混联机构三种类型。串联机构的特点为工作空间大、刚度低、精度低、承载能力小,且在高速运行情况下动力学特性较差,运动学求解中正解容易,逆解复杂;并联机构与串联机构之间具有"对偶"关系,其特点为工作空间小、刚度高、精度高、承载能力大、速度高,驱动装置可位于或接近机架,活动构件质量较小,可具有较好的动力学特性,运动学求解中逆解容易,正解复杂;混联机构兼有上述两种机构的特点。

与杆支撑相比,柔索牵引具有柔顺性好、运动空间大、占空间小、质量小等特点,其中柔索牵引串联机器人出现较早,起初主要应用在吊装机器人中。Kobayashi 等人对柔索牵引串联系统进行了理论研究,并在柔索配置、力可控性等方面取得了一定成果,扩大了该类机器人的应用范围,但考虑到串联柔索不容易布置,至今柔索牵引串联机器人大多应用在平面系统中,影响了其进一步发展。柔索牵引并联机器人是20世纪80年代初期,在美国国家标准与技术研究院(NIST)研制的柔索悬挂新型吊车 ROBOCRANE 的基础上,经过其后发展所形成的一类新型机器人,由于该类机器人性质介于刚性串联机构和刚性并联机构之间,这种优越性促使各国对该领域进行了研究,并在很多方面进行了尝试性的应用,取得了一批瞩目的研究成果。

1.2.1 柔索牵引并联机构分类

柔索牵引并联机器人(parallel wire robot,PWR)的出现和发展借鉴了刚性并联机构 Stewart 平台的相应理论,但与其也存在着本质的不同。由于柔索本身的柔顺性使其只能承受拉力,不能承受压力,所以柔索牵引机器人正常工作过程中的力必须保证柔索处于张紧状态,否则该柔索对系统不起作用。不同研究者从不同角度对 PWR 进行了分类,Roberts 从运动学角度的正运动学是否具有唯一解定义了完全约束(fully constrained)构型和欠约束(under constrained)构型,并以定理的形式对分类的依据进行了数学描述。该分类方法没有考虑柔索受力特性,所以必须在柔索保证受拉情况下才存在上述分类。Yamamoto 建立了动平台力旋量平衡方程 $F = J^T T$(F 为动平台外力;J 为柔索牵引力;J^T 为柔索变换矩阵),根据平衡方程的柔索拉力解矢量是否全为正,定义了两种状态,即完全约束状态和非完全约束状态,其中完全约束状态是柔索牵引机器人可控的前提条件。从平衡方程可以看出,柔索拉力解矢量是否全为正取决于柔索变换矩阵(即柔索布置方案及动平台所处位姿)和动平台外力,可见动平台外力对柔索牵引机器人正常工作起着至关重要的作用。R. Verhoeven 在此基础上根据柔索变换矩阵的维数也对 PWR 进行了分类,当柔索的数目 m 小于或等于自由度数 n 时,平衡方程 $F = J^T T$ 最多有一个解(奇异位姿除外),该解存在的前提条件为 $F \neq 0$,即该机构只有存在外力时才能被使用,这种机构称为不完全约束定位机构(incompletely restrained positioning mechanisms,IRPMs);当 $m = n+1$ 时,除了奇异位姿情况外,$F = J^{\mathrm{T}}T$ 的解空间是 $\mathbf{R}^m$ 的一维仿射子空间,即柔索拉力解矢量中零空间矢量是一维的,所以拉力配置相对单调、简单,这种机构称为完全约束定位机构(completely restrained positioning mechanisms,CRPMs);当 $m > n+1$ 时,除了奇异位姿情况外,$F = J^{\mathrm{T}}T$ 的解空间是 $\mathbf{R}^m$ 的多维仿射子空间,即柔索拉力解矢量中零空间矢量是多维的,这样可以对每一维矢量取不同系数进行拉力配置,从而达到更好效果,这种配置方案相对灵活、复杂,这种机构称为过约束定位机构(redundantly restrained positioning mechanisms,RRPMs)。Ming 和 Higuchi 等人指出,由于柔索只能承受拉力,故柔索牵引并联机构必须采用冗余驱动,即 n 自由度的柔索牵引并联机构至少要由 $n+1$ 根柔索来牵引。隋春平也根据柔索张紧条件的不同将 PWR 分成并联柔索悬吊机器人(parallel wire suspended robot,PWSR)和并联柔索牵引机器人(parallel wire-driven robot,PWDR):前者主要依靠重力等被动力实现柔索张紧;后者采用冗余驱动构型,利用冗余的柔索拉力实现主动张紧,这种类型实际上包含 R. Verhoeven 对 PWR 分类中的 CRPMs 和 RRPMs 两类。

1.2.2 国外研究发展概况

柔索牵引并联机构理论产生后,该项技术就得到了研究人员的重视,随着技术的逐步完善,特别是近年来的蓬勃发展,其应用领域不断扩大,并研制出很多样机和成熟的产品,这些研究成果主要集中在欧美、日本、澳大利亚等国家和地区。NIST 对柔索牵引并联机构理论进行了深入的研究,并且在新型吊车、特种清理机器人、机械加工机床等领域进行了应用。图 1.1 为该研究院研制的 RoboCrane 机器人样机,可以用于物料输送和机械加工。该研究院基于螺旋理论分析了 PWDR 工作空间的大小,得到了计算工作空间的表达式,并通过数值仿真证明该方法的可行性,但表述相对复杂影响其进一步推广。俄亥俄州立大学研制了轮廓工艺笛卡儿型柔索牵引机器人(contour crafting cartesian cable robot,简称 C^4 机器人),其可用于房屋建造领域,模型如图 1.2 所示。该柔索牵引机器人的操作平台仅做移动运动,可根据静力学列出平衡方程,依此通过广义逆求解柔索在不同位置的受力情况。

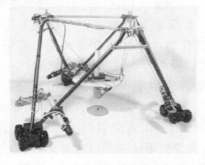

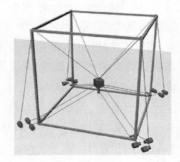

图 1.1　RoboCrane 机器人样机　　　　图 1.2　C^4 机器人模型

俄亥俄州立大学和意大利 Padova 大学共同研制了平面柔索牵引并联机构,以 4 根柔索牵引一质点,这种结构形式能够很好地解决柔索之间的相互干扰,同时更有效地保证工作过程中柔索处于张紧状态;同时提出虚拟笛卡儿外力输入,可在不考虑系统阻尼情况下通过 PD 控制减小轨迹运动误差。图 1.3 为双方所建立的实验机构,利用其可分析系统的运动学、静力学及柔索拉力,对期望轨迹进行开环实验分析。

日本 Ritsumeikan 大学研制的 Falcon(fast load conveyance)柔索牵引机器人是一种用于高速装配的机器人(图 1.4),该机器人动平台虽然受重力影响,但不属于 IRPMs 构型柔索牵引机器人,柔索的拉力可以通过协调控制实现调节,属于 CRPMs 构型。Kawamura 基于力矢量封闭原理(力平衡)分析了该模型的驱动,以此来保证柔索拉力处于张紧状态,在此基础上分析了线弹性和非线性弹性柔索对模型刚度的影响,证明了动平台刚度不仅与柔索刚度有关,还受柔索拉力大小的影响,建立了系统的动力学模型,设计了控制系统,并分析了系统的稳定性和鲁棒性。

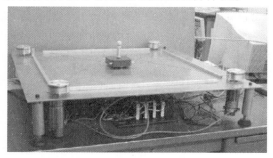 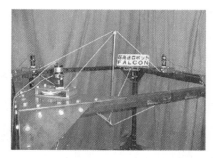

图 1.3 平面柔索牵引机器人实验机构   图 1.4 日本 Ritsumeikan 大学研制的 Falcon

日本 Keiko Homma 等人应用柔索牵引并联康复机器人作为残疾人的上肢辅助运动机构和腿部康复机构,如图 1.5 所示。该系统属于卧式康复机器人,其腿部康复机构具有 4 个自由度,用于控制髋关节的屈/伸、内旋/外旋、收/展和膝关节的屈/伸,并着重强调了驱动的安全性。研究人员对该训练机器人的各种康复运动模式进行了实验研究,给出了精度分析和主观评价。该柔索牵引机器人属于 IRPMs 构型,驱动运动形式相对单一,是一种少自由度柔索牵引并联机器人。

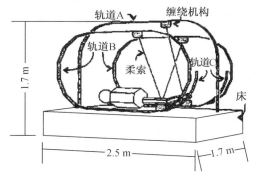

图 1.5 柔索牵引并联康复机器人

法国国家航空航天科研局自 2000 年开始支持基于柔索牵引并联机构的立式风洞测量 SACSO 项目的研究工作,并取得了颇丰的理论研究成果:已设计成功由 7 根柔索牵引的立式风洞模型,如图 1.6 所示,提出了基于构架(sketch-based)的柔索牵引并联机构设计方法;以理论工作空间为标准验证了该方法的正确性;同时指出当飞行器模型动平台为点状或其尺寸相对于机架可忽略不计时,容易求出动平台的理论工作空间;提出了以齐次刚度矩阵的几何平均刚度作为衡量动平台在某一特定位姿的静刚度大小。研究人员于 2003 年底制造出 9 根柔索牵引的 6 自由度并联立式风洞模型试验样机,如图 1.7 所示,通过求解运动学逆解方程来驱动伺服电机控制绳长,以实现对模型运动的位姿、速度及加速度的控制。为保证工作过程中柔索处于张紧状态,在控制环节中引入力反馈,从而构成并联机构的力/位混合控制系统,并对其进行控制实验研究。

其他国家也对柔索牵引并联机构进行了研究,如德国杜伊斯堡-埃森大学将其应用于并联机床的研究,分析了柔索牵引并联机构的工作空间、运动学和轨迹规划,并针对伺服控制要求建立了二自由度运动控制仿真模型。加拿大女王大学将其应用于射电望远镜的研究,对柔索牵引并联机构的机构设计、运动学、控制及参数估计等方面做了深入的理论研究。Skycam 高速摄像系统如图 1.8 所示。

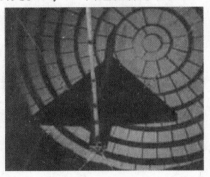

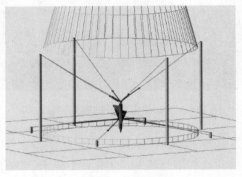

图 1.6　7 根柔索牵引的立式风洞模型　　　图 1.7　9 根柔索牵引的 6 自由度并联立式
　　　　　　　　　　　　　　　　　　　　　　　　　风洞模型实验样机

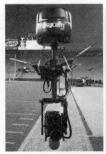

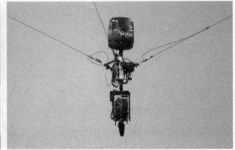

图 1.8　Skycam 高速摄像系统

德国罗斯托克大学 Thomas Heyden 团队的 3 架四旋翼飞行器联合吊运系统,如图 1.9 所示,相关研究人员对其动力学和基于平整度的前馈控制方法进行了研究。德国杜伊斯堡-埃森大学 Tobias Bruckmann 团队的 8 根柔索牵引并联机构,如图 1.10 所示,相关研究人员对其系统刚度和工作空间进行了研究。

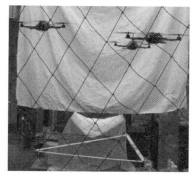 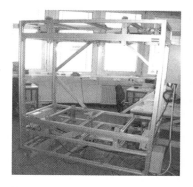

图1.9 罗斯托克大学研发的联合吊运系统 图1.10 杜伊斯堡-埃森大学的8根柔索牵引并联机构

加拿大 McGill 大学和加拿大国家研究委员会利用柔索牵引并联机构调整大型射电望远镜(图1.11)的馈源位置,提出的氦气球悬吊馈源结构可用于构成反射面天文望远镜。伊朗阿米尔卡比尔理工大学 Alireza Alikhani 团队的9根柔索并联机构如图1.12所示,该机构柔索分两部分安装,三棱柱上面三个顶点处分别安装2根柔索,线面三个顶点分别安装1根柔索。该机构具有较好的运动稳定性,可利用该机构分析并联机构的负载能力及力学性能。

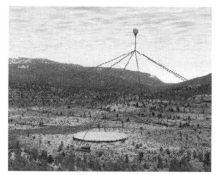 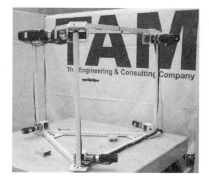

图1.11 加拿大大型射电望远镜 图1.12 阿米尔卡比尔理工大学的9根柔索并联机构

1.2.3 国内研究发展概况

近年来,我国也有很多科研院所对柔索牵引并联机器人进行了研究,在借鉴国外研究成果的同时,积累了较多的理论基础知识,取得了一些有价值的研究成果。华侨大学开展了柔索牵引机器人理论研究,针对6自由度系统分析了柔索牵引布置方案对动平台可控性和工作空间大小的影响,定义了工作空间质量系数用以衡量运动的灵活性和力的传递性能,在考虑柔索拉力条件下对工作空间(workspace with tension conditions, WST)进行了分析,并对柔索拉力优化问题进行了最低解和最高解的线性插值研究,基于数学描述将柔索拉力优化解做 P-范数近似表达;对柔索牵引机器人的静态刚度进行了研究,得出刚度矩阵;建立了柔索牵引机构的运动学模型,包括位置、速度和加速度逆解,针对特殊运动轨迹进行了仿真分析,得出柔索的速度值始终不大于动平台上相应铰链点的速度值,柔索的加速度值始终不大于动平台上相应铰链点沿柔索拉力方向的加速度值,同时对运动学参数进行了标定;建立了低速风洞柔索牵引并联机构的动力学模型,论述了柔索牵引并联机构在风洞实验的应用前景。

西安电子科技大学将柔索牵引并联机构应用到大型射电望远镜领域,建立了一种柔索悬吊的大型 Stewart 平台,通过 6 根柔索长度的协调变化控制射电望远镜的馈源舱,实现馈源舱大范围的位置和姿态空间扫描运动。在该系统中由于柔索相对较重,对柔索牵引机器人进行分析时,考虑了柔索自重对系统的影响,建立了柔索的悬链线方程,这是与一般小型柔索牵引机器人有所区别之处;分析了柔索牵引机器人的可达工作空间,建立了系统的运动学模型,进行了轨迹规划研究,并基于 Jayaraman 等推导的悬链线索元有限元理论,通过迭代法求解出倾斜索索端张力已知情况下的索原长,为大跨度柔索并联机器人运动的实时控制奠定了理论基础。由于工作环境的影响,为了抑制悬索虚牵和馈源舱的风致振动,该研究团队提出了在此机器人的动平台上增加盛液容器的结构新方案;通过分析力映射 Jacobian 矩阵的行列式和条件数,确定工作空间内部的奇异性;对大柔性 Stewart 平台系统的竖向刚度和扭转刚度进行了研究分析,给出刚度评价;基于牛顿－欧拉方程和舱索非线性准静态静平衡方程,建立馈源舱动力学模型,并进行了仿真研究;对柔索牵引机器人的位置控制进行了研究,针对悬索结构强非线性和大滞后的特点,提出了一种自适应滑模控制方法。

兰州交通大学赵志刚教授利用 3 台机器人搭建了 6 自由度缆系式多机器人协调吊运系统,如图 1.13 所示,该机器人末端具有 3 个移动自由度,主要针对该系统的动力学控制、运动学解的存在性问题和特殊情况解的处理方式、工作空间及奇异性等问题进行了深入研究。

上海交通大学利用 3 台 ABB 工业机器人共同吊运同一重物,其实验平台如图 1.14 所示。研究团队利用该平台主要针对吊运系统的控制方法进行研究,将其机器人末端固定,仅通过机器人末端的绕线轮调整柔索长度来实现被吊运物的期望运动,使得该系统的协调控制较为简单,但在复杂工程问题中很难实现。中国科学技术大学的尚伟伟等人利用 6 根柔索搭建了被吊运物具有 6 自由度的柔索并联机器人,机构简图如图 1.15 所示。该机构采用悬链线方程建立了柔索模型,在此基础上建立了考虑柔索悬链线效应的并联机器人动力学方程,以及考虑柔索时变质量的动力学模型,并在动力学基础上对该系统的动力学控制进行了深入研究,分别采用计算力矩和 PD 控制方法设计了系统的控制算法,并对控制算法的稳定性进行了证明。该吊运系统将柔索一端安装在固定位置的绕线轮上,只能通过调整柔索长度的方式来实现被吊运物的期望运动,使吊运系统的工作空间减小,增加了被吊运物的控制难度。中国矿业大学訾斌建立了 3 台起重机吊运重物的运动学、动力学模型及运动误差模型,分析了系统的静力学工作空间,建立了系统的控制系统,并应用遗传算法和模糊自适应算法建立了控制系统的轨迹跟踪优化模型。该模型只考虑了起重机末端的投影点始终保持等边三角形的情况,仅能通过调整柔索长度得到被吊运物 6 自由度的运动,因此,这种情况与柔索牵引并联机器人类似,起重机的末端是固定不动的。

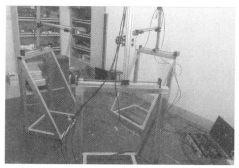 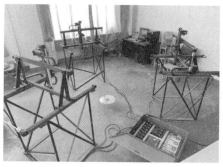

图 1.13　6 自由度缆系式多机器人协调吊运系统

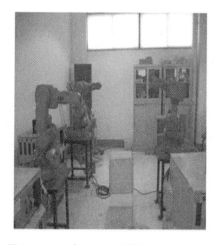 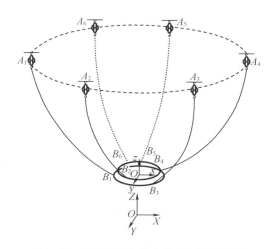

图 1.14　上海交通大学搭建的吊运系统　　**图 1.15　6 柔索 6 自由度并联机器人简图**

国内还有一些院校也对柔索牵引并联机构进行了研究,如清华大学、东北大学、厦门大学和燕山大学等,他们开展的研究与上述单位有一定的合作关系。

1.3 下肢康复机器人国内外研究现状及发展动态分析

康复训练的目的主要是帮助训练者进行各种运动和力量的训练,具体作用包括维持和增加关节活动度(训练方式主要有被动活动、主动和主动助力活动、牵伸活动等)、增强肌力和肌肉耐力(训练方式主要有抗阻训练、等速练习等)、恢复平衡能力(训练方式主要有坐位平衡训练、站立平衡训练、跪位平衡训练等)、恢复神经功能(训练方式主要有Bobath 疗法、Brunnstrome 疗法、本体感觉神经肌肉促进疗法、Rood 疗法等),最终实现肢体运动功能的再学习,从而提高训练者日常生活能力和生活质量。

1.3.1　国外研究发展概况

自从 20 世纪 60 年代初期出现了第一台康复机器人 CASE 以后,直到 20 世纪 70 年代中期,康复机器人技术的研究才开始发展起来。经过近几年的迅速发展,康复机器人技术在欧美等国家和地区得到了科研工作者和医疗机构的普遍重视,许多研究机构都开展了有关的研究工作,并取得了一些有价值的成果,其中对下肢康复机器人的研究比较深入。

瑞士苏黎世联邦理工学院(ETH)在腿部康复机构、步态状态分析方面有所成就,在 2001 年汉诺威世界工业展览会上展出了名为 Lokomat 下肢康复机器人,如图 1.16 所示,其已成为下肢康复机器人的典型代表。该机器人在跑步机的带动下,可通过助力腿的控制帮助受训者实现下肢步态运动,达到康复训练的目的。同时该机器人还有一套悬吊系统用于平衡人体的一部分重力,即实现减重,并巧妙地将平行四边形机构固定于受训者腰部,控制骨盆运动,用以对受训练者进行平衡控制。

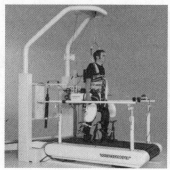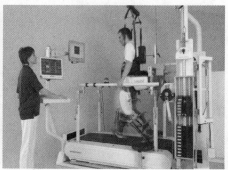

图 1.16　Lokomat 下肢康复机器人

芝加哥康复研究中心研发出一种站立式步态训练和平衡训练的康复机器人 KineAssist,如图 1.17 所示。该机器人的一大特点是主被动关节的混合使用,结构形式可防止康复训练过程中对受训者造成强迫性伤害,为康复机器人的驱动方案设计提出新的设计思想,并通过该样机进行了实验验证。

德国弗朗霍费尔研究所也开展了康复机器人技术的研究,并在步态分析、康复机器人技术方面取得了一些研究成果。该研究所研制的柔索牵引并联康复机器人用于控制受训者躯干运动,如图 1.18 所示。该机器人采用 7 根柔索牵引,通过三个连接点固定在"马甲"上,其中 4 根柔索向下拉,3 根柔索向上拉,同时还有其他柔索用于躯干运动的测量。"马甲"套穿在受训者上身用于控制躯干的运动,能够保证受训者在训练过程中的平衡能力,同时还可以实现减重训练和力量训练等,采用柔索牵引使其具有良好的柔顺性,能很好地满足康复训练过程中人机在同一物理空间时的安全要求。

荷兰 J. F. Veneman 等人研制了一种名为 LOPES 的下肢康复机器人,如图 1.19 所示,所采用的外骨骼结构形式可以实现主动和被动两种训练模式。该机器人在髋关节处具有相互垂直的 2 个转动自由度,膝关节处具有 1 个转动自由度,且引入了被动的弹性单元,避免了刚性约束对训练者造成的强迫性伤害;在髋关节和膝关节的运动控制过程中,采用阻抗控制策略,增强了系统的主动柔顺性。

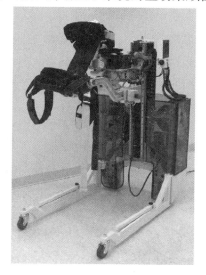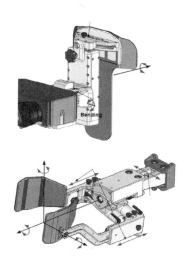

图 1.17　KineAssist 样机

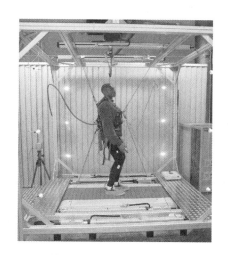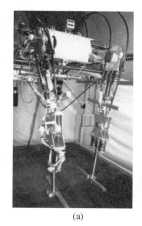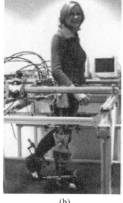

(a)　　　　　　　(b)

图 1.18　德国弗朗霍费尔研究所研制的柔索　　图 1.19　LOPES 下肢康复机器人
　　　　牵引并联康复机器人

1.3.2　国内研究发展概况

在我国,近几年来康复医学工程得到了普遍的重视,一些技术含量较高的康复器械产品发展也比较快,取得了一些成果。但由于我国对康复机器人的研究起步较晚,现在仍然处于发展阶段,与国外先进技术相比还很落后。从事康复机器人技术研究的单位主要集中在清华大学、哈尔滨工程大学、北京航空航天大学、上海大学、哈尔滨工业大学、东南大学等高校,且上述高校研究的重点都有所不同。清华大学在国内率先研制出卧式下肢康复机器人样机,在这项成果中他们主要研究了虚拟现实技术对于人体生物信息的获取和反馈控制技术的研究,集中在应用肌电、心电、脑电等生物信息在体育训练中的测试和康复效果评定中的应用,以及"脑机接口"在助残机器人中的应用等。该康复机器人样机由于采用卧式结构,没有考虑上身运动与下肢的协调性,无法实现对受训者进行平衡能力训练和减重,影响了下肢康复训练的效果。

哈尔滨工程大学一直致力于康复机器人技术的研究,曾研制出一种下肢步态康复机器人。该机器人采用曲柄连杆机构实现椭圆运动轨迹,用于模拟步态过程中的跨步。相关研究人员在该机器人基础上进行了减重控制研究,如图 1.20 所示。减重是通过一根柔索沿垂直轴方向牵引来实现的,分别设计减重系统的力和位置双闭环控制器,可以根据患者的康复程度,为患者选择恒定的减重力控制或指定的重心轨迹控制,验证了一根柔索实现减重控制的可行性。

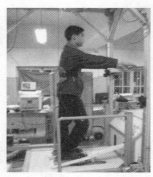

图 1.20　减重式步态训练机器人

清华大学王人成等人在国内率先研制出卧式下肢康复机器人样机,主要研究虚拟现实技术、人体生物信息的获取和反馈控制技术等。近几年该团队又研制了外骨骼式截瘫步行机,如图 1.21 所示,其作为代步工具供截瘫患者穿在身上,包括髋、膝驱动关节和肢体连接机构,根据人体的步态特征,保证在矢状面内机械腿与人体下肢有近似的结构和连接关系。训练者在步行机构驱动下独立行走,或与跑台配合进行训练,能提供主动、被动等多种训练模式。该步行机要求训练者具有一定的下肢支撑能力,且机器人的髋、膝关节处驱动器的径向尺寸较大。

上海大学钱晋武等人研制出了一种步行康复训练机器人用于下肢行走康复,如图 1.22 所示。步态矫形器每条单腿具有 3 个自由度,分别是髋关节、膝关节和踝关节各 1 个自由度,关节由伺服电机和滚珠丝杆直线驱动器驱动(即电动缸驱动),通过步态规划,能够模拟正常人的步态轨迹。他们利用牛顿 – 欧拉法建立了训练者与外骨骼机械腿的动力学模型。这种人 – 机耦合力测量为康复训练的人机合作控制奠定了基础,但由于很难对外骨骼机械腿施加 1 个能完全模拟人的主动作用力,使得该方法的实现变得困难。该机器人较庞大,驱动装置的布置较困难,且只能模拟下肢的屈伸运动。

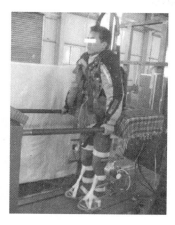

图1.21 外骨骼式截瘫步行机

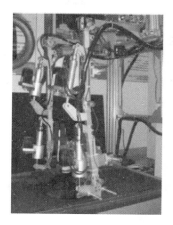

图1.22 步行康复机器人

上述康复机器人都是通过刚性机构附着在下肢肢体上,分别控制髋关节和膝关节的转动。这种单纯的下肢屈伸轨迹跟踪运动控制,使机器人康复训练功能单一。考虑到刺激骨的结构重建的训练原则是正确的训练动作及渐进原则、多样化原则,引入人机合作模式,实现遵循康复训练过程,达到良好的康复效果,所以增加康复训练运动模式将对康复训练具有重要作用。

国家康复辅具研究中心、北京航空航天大学、华中科技大学、哈尔滨工业大学、东南大学等单位也开展了康复机器人技术的研究,并取得了一定的研究成果。

1.4 本书研究目的与内容安排

1.4.1 本书研究目的

本书阐述了柔索牵引并联机器人技术在人体肢体康复过程中的应用,针对如何完善肢体康复机器人技术问题开展研究工作,以可模块化重构的、含有刚性运动支链的柔索牵引下肢康复机器人技术实现下肢(或骨盆)多模式康复训练为研究目标;通过突破下肢康复训练模式、含有刚性运动支链的柔索牵引下肢康复机器人机构学等方面的关键技术,为模块化下肢康复机器人的研究奠定基础;对不同运动模式(屈伸、内收外展、内旋外旋)和功能模式(轨迹、等速、等力)的下肢康复训练效果进行分析,寻找下肢康复训练的有效方法,以适应康复训练过程中训练者的主动性;探索刚性支链运动规划,以改善机器人工作性能,建立机器人系统动力学模型,阐明柔索弹性对系统驱动特性的影响规律,为引入被动柔顺控制做准备,完善柔索牵引并联机器人理论。

1.4.2　本书内容安排

本书共分为 7 章。第 1 章主要阐述了康复工程背景及研究意义、柔索牵引并联机器人的国内外研究动态、下肢康复机器人国内外研究现状及发展动态分析;第 2 章主要讨论了下肢生理特征及柔索牵引下肢康复机器人结构方案;第 3 章主要讨论了柔索牵引下肢康复机器人的动力学与优化;第 4 章主要讨论了柔索牵引下肢康复机器人稳定性研究;第 5 章主要讨论了柔索牵引下肢康复机器人稳定性研究;第 6 章主要讨论了人机训练模式;第 7 章主要讨论了柔索牵引下肢康复机器人系统研制和实验。

1.5　本章小结

本章分析了柔索牵引并联机器人技术在人体肢体康复应用研究中的研究意义,指出了柔索牵引并联机器人技术在康复工程中的优势(结构简单、惯性小、模块化可重构性能强、柔性可调节及价格低廉等优势),介绍了柔索牵引并联机器人和柔索牵引下肢康复机器人技术在国内外的研究进展和相关动态,给出了本书的目标和内容安排。

第2章　下肢生理特征及柔索牵引下肢康复机器人结构方案

2.1　引　　言

骨骼是组成人体运动系统的一部分,起着支撑的作用,而附着在骨骼上的各肌群通过收缩运动,带动骨骼实现绕关节进行各种人体运动。本章分析下肢所具有的运动形式,以及该运动形式下肌肉的运动状态,掌握下肢运动生理特征,并以此为参考依据,提出一种可模块化的含有刚性运动支链的柔索牵引下肢康复机器人机构。该含有刚性运动支链的柔索牵引下肢康复机器人是通过含有刚性支链的柔索牵引并联机器人控制训练者下肢进行不同模式的康复训练,具有结构简单、灵活可靠和安装方便的优点,可保证系统的柔顺性、快速性和工作空间要求。含有刚性运动支链的柔索牵引下肢康复机器人是对柔索牵引并联机器人结构的一种扩充。

2.2　人体下肢生理特征分析

2.2.1　下肢骨骼及关节

从生物机械学角度可以看出,人体下肢的运动系统包括下肢骨骼、下肢关节和下肢肌肉群,三者间相互协调,可完成各种运动和动作。下肢的运动系统可以等效成杠杆原理系统,即肌肉牵引力作用于骨骼杠杆上,使其绕关节支撑点运动。

1. 下肢骨骼及下肢关节

人体参考坐标系的坐标轴分别为冠状轴、矢状轴和垂直轴。冠状轴和矢状轴构成的平面为水平面,冠状轴和垂直轴构成的平面为冠状面,矢状轴和垂直轴构成的平面为矢状面。

依据人体解剖学对人体下肢骨骼的研究可知,人体下肢骨骼主要包括骨盆、股骨、胫骨、腓骨和足骨。股骨通过股骨头与骨盆的髋臼连接,形成髋关节,属于杵臼关节,具有球铰特征,但由于髋关节不在股骨垂直轴轴线上,所以股骨在坐标面内的单一运动,使得髋关节的转动是绕多轴的复合运动。胫骨、腓骨和股骨、髌骨连接形成的膝关节属于屈成关节,该关节是人体最复杂的关节,其功能与铰链类似,但又有所不同,这是因为膝关节除了具有转动特征外,还具有一定的平动,该关节的平动范围相对转动范围而言很小,所以在一般的人体下肢建模中,常将膝关节等效成铰链;前后并列的胫骨和腓骨之间可以产生扭转,从而可以具有绕垂直轴的转动,且该转动与髋关节的球铰特征构成关节运动冗余,这种特性有利于人体运动的稳定性和多样性;髌骨的存在是为了改变肌肉力的作用方向,从而提高肌肉力的作用效果,基于此机构原理功能特征,在柔索牵引并联机器人中引入刚性支链,以改变柔索作用力方向。踝关节由胫骨、腓骨下端的关节面与距骨滑车构成,属于滑车关节,可沿冠状轴做背屈及跖屈运动、沿矢状轴的内翻外翻运动。人体下肢骨骼结构如图2.1所示。在下肢康复训练中主要训练的关节是髋关节和膝关节,而踝关节一般由专门的踝关节康复机器人进行运动康复训练。根据下肢关节的结构形式,下肢的运动形式有屈伸、内收外展和内旋外旋等。针对下肢康复训练而言,可通过单一关节运动或者多关节运动(动作)进行关节的活动度训练。

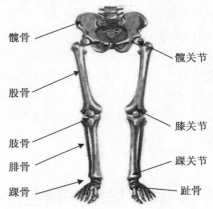

左侧标注(自上而下):髋骨、股骨、胫骨、腓骨、踝骨
右侧标注(自上而下):髋关节、膝关节、踝关节、趾骨

图2.1 人体下肢骨骼结构

2. 下肢肌肉群

骨骼肌肉群可实现肢体运动驱动,按其性质分为主动肌和拮抗肌,前者具有主动收缩功能,是肢体运动的驱动源;而后者具有被动属性,具有维持系统稳定功能。肌肉群作用于骨骼上的驱动形式属于冗余驱动系统形式,其内力实现控制肢体的静态刚度,保障系统的稳定性。柔索牵引与肌肉牵引的作用形式和作用特征一致,所以采用柔索牵引驱动实现康复训练与肢体运动机理相同,具有一定优势。

根据人体解剖学和人体生物运动学相关知识可知,人体下肢主要肌肉群分类如图2.2所示,通过肌肉群的协调牵引可实现不同运动和动作。

为了更加明确肌肉群的作用功能,需进一步了解肌肉的附着点,使肌肉的主动训练和被动训练具有针对性。膝关节的被动运动会影响骨盆上的作用力,从而影响髋关节,反之亦然,从中可以判断出髋关节和膝关节的运动存在一定的联系。所以在进行关节运动训练和肌肉力量训练时,不能单一地考虑某一关节情况,应根据不同康复训练要求,制定训练策略和模式,即针对不同关节、肌肉和骨骼,以及同一关节、肌肉和骨骼的不同功能进行康复训练,应采用不同运动方式和加载方式的康复模式,从而克服以往单一步态运动训练的不足。

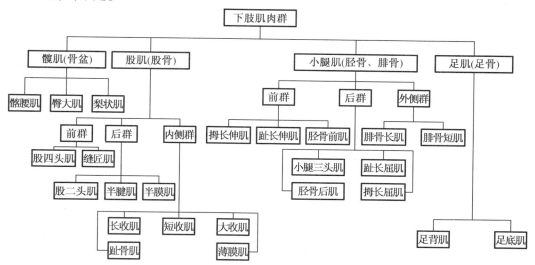

图2.2　人体下肢主要肌肉群分类

2.2.2　步态中下肢的机构形式

步态是指人类行走时的方式和特征,是自身结构与功能、运动调节系统、个人行为及心理活动的外在表现形式。一个步态周期是指从足跟着地到同侧足跟再次着地所经历的时间。正常步态周期分为两个相位,即支撑相和摆动相,在这两个阶段人体的支撑机构形式是不同的。

分析下肢存在的运动形式(收、展、内旋、外旋、屈、伸、内展、外收、背屈、跖屈、足内翻、足外翻),同时考虑到外展、内收相对于内旋、外旋是局部自由度,所以将人体下肢简化成13杆模型,其中踝关节活动度为2,膝关节活动度为1,髋关节活动度为3。参考相关文献中所规定的运动副类型简图,得人体下肢简化模型如图2.3所示。

2.2.3　步态中骨盆自由度分析

在下肢康复训练过程中,骨盆的运动控制是实现人体运动平衡的关键技术,通过控制下肢步态和骨盆运动的协调,能够更好地提高下肢康复的效果,同时还能完成平衡功能的训练。基于此分析骨盆在步态过程中所具有的自由度类型,从而对其进行控制具有重要的意义,同时对拟人机器人的研究也有参考价值。

关于人体下肢各个关节的运动形式在有关人体生物运动学和生物力学中有详细的介绍,但是其只是从关节活动的角度分析下肢的运动形式,并不是从人体的运动过程分析各部分的自由度和运动规律。关于骨盆运动,也有研究者对其运动方式进行了分析,在此主要研究的是步态这种特定的运动状态过程中骨盆的运动输出类型。

1. 步态摆动相中骨盆自由度分析

根据步态处于摆动相时下肢的机构形式,得到支撑腿的串联简化模型如图 2.4 所示,另一条摆动腿用虚线表示,其不影响骨盆的自由度。

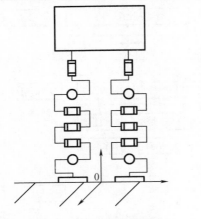 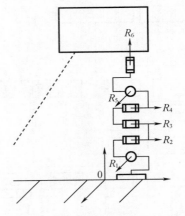

图 2.3　人体下肢简化模型　　　　图 2.4　支撑腿的串联简化模型

在这里认为人的支撑脚与地面的连接方式是固定副,根据简化模型图 2.4,计算骨盆自由度 F,即

$$f_i = 1 \ (i = 1, 2, \cdots, 6)$$
$$F = 1 + 1 + 1 + 1 + 1 + 1 = 6$$

因此摆动相骨盆所具有的自由度为 6。根据图 2.4 的结构组成,依次标定各运动副输出特征矩阵的独立输出,然后代入串联定理可得

$$
\boldsymbol{M}_S = \begin{bmatrix} t^0 \\ r^1(/\!/R_1) \end{bmatrix}_{R_1} + \begin{bmatrix} t^0 \\ r^1(/\!/R_2) \end{bmatrix}_{R_2} + \begin{bmatrix} t^1(\perp R_3, \rho_{R_3}) \\ \{r^1(/\!/R_3/\!/R_2)\} \end{bmatrix}_{R_3} + \begin{bmatrix} t^1(\perp R_4, \rho_{R_4}) \\ \{r^1(/\!/R_4/\!/R_2)\} \end{bmatrix}_{R_4} +
$$
$$
\begin{bmatrix} t^1(\perp R_5, \rho_{R_5}) \\ \{r^1(/\!/R_5/\!/R_1)\} \end{bmatrix}_{R_5} + \begin{bmatrix} t^0 \\ r^1(/\!/R_6) \end{bmatrix}_{R_6}
$$
$$
= \begin{bmatrix} t^3 \\ r^3 \end{bmatrix}
$$

从而判断出秩 $\xi_S = \xi_{SR} + \xi_{SP} = 3 + 3 = 6$,表征摆动相中骨盆的自由度可以实现独立的三维平移输出和三维转动输出,说明 6 个自由度之间相互独立。

由于人在正常步态过程中躯干保持直立状态,即没有绕矢状轴和冠状轴的转动输出,即使上述两转动存在,其值也很小,这样可以保证步态过程中身体整体的平衡稳定。此时骨盆实际输出特征矩阵为

$$
\boldsymbol{M}_S = \begin{bmatrix} t^3 \\ r^1(/\!/\text{垂直轴}) \end{bmatrix}_S
$$

由骨盆自由度 $F = 6$,大于输出特征矩阵 $\boldsymbol{M}_S$ 的独立输出元素 4,判断摆动相中骨盆属于冗余度串联机构,该机构形式有利于改善骨盆的运动性能。

2. 步态支撑相中骨盆自由度分析

根据步态处于支撑相时下肢的机构形式,得到支撑相骨盆支撑模型如图2.5所示。

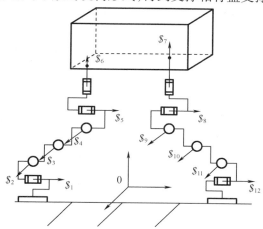

图2.5　支撑相骨盆支撑模型

螺旋系的相关性与坐标系的选择无关,因此图2.5中的12个转动副可表示为螺旋,考虑到左右z轴对称、前后x轴对称,其螺旋系为

$$\$_1:(1\quad 0\quad 0;0\quad z_1\quad 0),\$_2:(0\quad 0\quad 1;0\quad -x_1\quad 0)$$

$$\$_3:(0\quad 0\quad 1;y_2\quad -x_2\quad 0),\$_4:(0\quad 0\quad 1;y_3\quad 0\quad 0)$$

$$\$_5:(1\quad 0\quad 0;0\quad z_3\quad -y_3),\$_6:(0\quad 1\quad 0;-z_3\quad 0\quad 0)$$

$$\$_7:(0\quad 1\quad 0;z_3\quad 0\quad 0),\$_8:(1\quad 0\quad 0;0\quad -z_3\quad -y_3)$$

$$\$_9:(0\quad 0\quad 1;y_3\quad 0\quad 0),\$_{10}:(0\quad 0\quad 1;y_2\quad x_2\quad 0)$$

$$\$_{11}:(0\quad 0\quad 1;0\quad x_1\quad 0),\$_{12}:(1\quad 0\quad 0;0\quad -z_1\quad 0)$$

从中可以看出$\$_4=\$_9$,根据反螺旋定义$\$\circ\$^r=0$,可知该螺旋系没有公共约束,则$\lambda=0$,即阶数$d=6$。模型的机构数$n=12$,模型的运动副数$m=12$,转动副的相对自由度数为1,即$\displaystyle\sum_{i=1}^{12}f_i=12$,则

$$F=6\times(12-12-1)+12=6$$

此时骨盆所具有的自由度数为6,依据人在正常步态过程中骨盆输出特征矩阵的秩为4,判断出支撑相中骨盆属于冗余度并联机构。

当仅考虑绕矢状轴的转动时,螺旋系的反螺旋有

$$\$_1^r:(1\quad 0\quad 0;0\quad 0\quad 0)$$

$$\$_1^r:(0\quad 0\quad 0;0\quad 1\quad 0)$$

$$\$_1^r:(0\quad 0\quad 0;0\quad 0\quad 1)$$

即存在约束限制绕矢状轴的旋转、沿垂直轴的移动和沿冠状轴的移动,则

$$F=3\times(4-4-1)+4=1$$

同理当仅考虑绕垂直轴的转动时,$F=0$;当仅考虑绕冠状轴的转动时,$F=3$。可见单

独计算自由度之和与整体计算的结果不一致,这种结果的出现体现了在双腿支撑相中骨盆自由度之间的耦合现象。

2.3　下肢典型运动形式及训练策略

　　人体下肢各个关节结构因素的限制,决定了下肢的运动形式。在日常生活中,主要应用的运动形式是下肢绕冠状轴的屈伸运动,也是髋关节和膝关节活动度运动范围最大的方向;还具有绕矢状轴的内收外展运动,该运动由髋关节约束;还具有绕垂直轴的内旋外旋运动,该运动由髋关节和胫骨、腓骨约束。因此,针对不同运动形式,应采取不同的训练策略。

2.3.1　下肢屈伸运动

　　下肢屈伸运动是指髋关节、膝关节绕冠状轴的运动,如图2.6所示。其典型形式有步态、上下楼梯动作等,除此之外,髋关节、膝关节的单独运动也具有代表性。国内外相关研究表明,对慢性脑卒中患者进行8周的运动平板有氧训练,能显著提高患者的步行能力,其他训练如平衡训练、上下楼梯训练及室外步行训练对提高患者的步行能力也有很重要的作用。

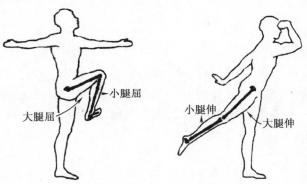

图2.6　下肢屈伸运动

1. 步态

　　人行走过程中的正常步态是两腿的周期性运动,且人体的支撑点在双足间交替轮换。临床上定义一侧足跟着地至同侧足跟再次着地为一个步态周期。根据脚部是否着地,将人体步态周期划分为支撑相和摆动相,以右腿为例,如图2.7所示,足趾离地进入摆动相(摆动相占步态周期的40%),在摆动相期间腿总是先屈膝,然后向前摆动,直至大小腿伸直。足跟接地即进入支撑相,身体重心连续向前运动,支撑相占步态周期的60%(其中单侧肢体支撑期占40%,双侧肢体支撑期占20%),当足趾再次离地时完成一个步态周期。

从图 2.7 中可以看出,下肢步态运动主要在矢状面内,所以对髋关节、膝关节的角度控制是在矢状面内,从中也可以发现髋关节、膝关节在步态运动中的相应角度关系。

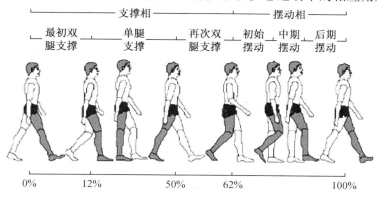

图 2.7 步态周期中右腿状态

2. 上下楼梯运动

人体上下楼梯运动相对于人体正常行走增加了一定的难度及其复杂性。如图 2.8 所示,上下楼梯运动是在人体躯干和肢体各关节同时参与协调配合的基础之上,还带有一定的向前运动。在上下楼梯运动过程中,人体下肢骨骼的髋关节和膝关节伴随有伸展状态、伸直状态及弯曲状态的周期性运动;同时人体骨骼的踝关节也随其进行跖屈运动和背屈运动。根据生理解剖学和生物力学可知,人体上下楼梯运动在同一矢状面内的关节角度变化范围较大,人体骨骼的髋关节角度变化范围是 $5° \sim 45°$,人体骨骼的膝关节角度变化范围是 $5° \sim 76°$,人体骨骼的踝关节角度变化范围是 $-16° \sim +12°$。

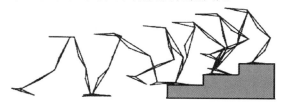

图 2.8 人体上下楼梯时下肢活动状态

3. 其他屈伸动作

人体的下蹲是人体骨骼各个关节同时参与的一个协调性的运动过程。如图 2.9 所示,它是人体躯干、髋关节、膝关节及踝关节等多关节之间综合作用的协调活动。根据生理解剖学可知,人体下蹲运动在同一矢状面内的关节角度变化具有一定规律,该过程髋关节角度变化范围是 $0° \sim 110°$,膝关节角度变化范围是 $0° \sim 135°$。通过深蹲起可训练股四头肌和臀大肌的力量。负重深蹲的训练状态如图 2.10 所示,该过程能够进行锻炼的肌肉如图中所描述,从而可见该力量训练模式的训练特点。

通过对人体下肢步态和人体下蹲运动及人体上下楼梯运动的分析,可了解人体下肢骨骼运动的活动规律,明确下肢屈伸康复训练模式,为更好地实现含有刚性运动支链的柔索牵引下肢康复机器人构型设计提供依据。

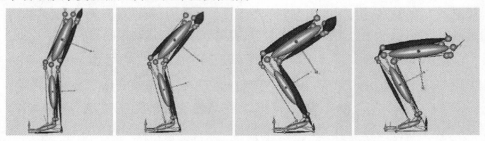

图 2.9　人体下蹲运动规律的活动状态

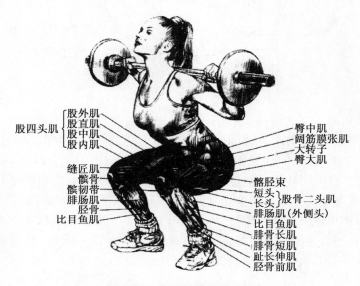

图 2.10　负重深蹲的训练状态

2.3.2　下肢内收外展/内旋外旋运动

下肢的内收外展运动是指髋关节绕矢状轴的转动,如图 2.11 所示。而下肢的内旋外旋(旋内旋外)是下肢肢体绕垂直轴的转动,如图 2.12 所示,主要包括大腿的内旋外旋(髋关节)和胫骨腓骨之间的扭转运动。

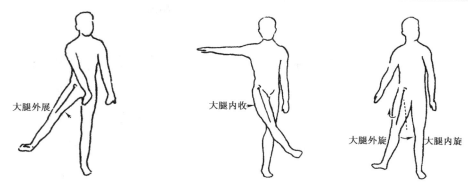

图 2.11　下肢的内收外展运动　　　　　图 2.12　下肢的内旋外旋运动

大腿的内收外展运动训练如图 2.13 所示,可以训练大收肌、长收肌、短收肌、股薄肌、耻骨肌等大腿肌群,同样可以看出该力量训练模式的训练特点。

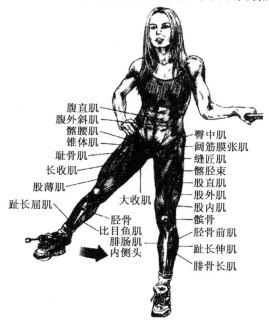

图 2.13　大腿的内收外展运动训练

2.4 不同运动形式对下肢生物力学的影响

对人体运动生物力学的研究是康复医疗技术和康复设备研发的基础,目前,下肢存在运动障碍的人口数占比较大,且对下肢运动生物力学的相关研究报告也比较多。Kevin Deschamps 等人通过动力学链的方法对下肢包括髋关节、膝关节与踝关节的下肢运动和关节力矩的变化进行研究,主要以健康的运动员运动参数为例进行研究,但并没有考虑下肢肌肉力的变化规律。Donald R. Hume 等人建立了详细的人体下肢缩比模型,研究了结构负载(loading of structures)和关节力学的预测方法,对受伤患者、术后等下肢肌肉力和力矩负载的预测具有重要实际意义。在步行过程中,速度、步长、频率和不同坡度对下肢的运动学、动力学及肌肉力均有不同程度的影响。例如,Thigh flexion/extension-Shank flexion/extension 的 vCRP[连续相对相位(continuous relative phase,CRP)]值对人体运动速度很敏感,而且跑步速度增加,下肢的协调性下降,相当于对下肢添加了一定的约束,另外,CRP 值的减小是由于人体质心在垂直方向的运动所导致的,并非膝关节的屈曲角度。Renan A. Resende 等人分析了单侧脚内旋可能造成的下肢伤害,为下肢康复和下肢矫正提供了依据,但没有涉及下肢肌肉力的变化,无法从机理上研究下肢康复策略。Yuan – Yang Cheng 等人分别对健康青年、步态稳定的老年人和步态不稳定的老年人在完成"坐到站"动作时肌肉功率的变化进行了分析,发现健康青年消耗的功率比老年人消耗的功率要大,且完成动作时间短,但没有考虑人体下肢参数和凳子高低的参数。

当人体下肢受伤后,所表现出来的保护性跛行的步态称为单曲膝行走步态,目前报道的文献未见单曲膝行走时下肢生物力学特性的研究。本书将针对青年正常行走步态和单曲膝病态行走下的运动学、动力学和下肢肌肉力及肌肉激活度进行分析,研究结果将为下肢康复医疗提供依据,以填补单曲膝下肢康复数据的空白。

2.4.1 人体下肢骨骼运动学、动力学模型

人体下肢骨骼结构如图 2.14(a)所示,主要由盆骨、股骨、胫骨、腓骨、髌骨、跟骨及肌肉群构成,包含三个关节,即髋关节、膝关节和踝关节,也包含盆骨的运动关节。根据人体实际运动情况,由于盆骨分别在矢状面、冠状面和水平面移动,又可以绕垂直轴、矢状轴和冠状轴转动,因此可将骨盆处的运动关节假设为球形关节;髋关节和踝关节可以绕垂直轴、矢状轴和冠状轴转动,可将其简化为球形关节;膝关节为可以绕冠状轴转动的关节。简化后的下肢骨骼机构模型如图 2.14(b)所示,并依次在各关节处建立了关节坐标系 $O_i - x_i y_i z_i (i = 0,1,2,3)$,$[\alpha_i \quad \beta_i \quad \gamma_i]$ 为关节 i 相对于 $i-1$ 关节坐标系的角位移,$\boldsymbol{p}_i$ 分别表示小腿、大腿和骨盆的位置向量,其中 $O - xyz$ 为世界坐标系。

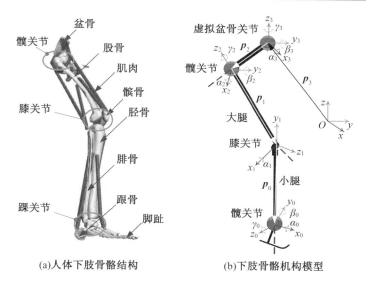

(a)人体下肢骨骼结构　　　　(b)下肢骨骼机构模型

图2.14　人体下肢骨骼结构及简化模型

1. 人体下肢骨骼运动学分析

根据下肢骨骼肌的机构特点,本书采用 DH 方法建立了下肢的运动学模型,根据 DH 变换法可知,$O_i - x_i y_i z_i (i = 0, 1, 2, 3)$ 在世界坐标系 $O - xyz$ 中的位置和姿态可以表示为 $\boldsymbol{A}_i^O$,即

$$\boldsymbol{A}_i^O = \boldsymbol{A}_3^O \boldsymbol{A}_2^3 \cdots \boldsymbol{A}_i^{i+1} \tag{2.1}$$

式中,$\boldsymbol{A}_3^O$ 表示坐标系 $O_3 - x_3 y_3 z_3$ 相对于 $O - xyz$ 的位姿;$\boldsymbol{A}_i^{i+1}$ 表示坐标系 $O_i - x_i y_i z_i$ 相对于 $O_{i+1} - x_{i+1} y_{i+1} z_{i+1}$ 的位姿,且有

$$\boldsymbol{A}_i^{i+1} = \begin{bmatrix} c\beta_i c\gamma_i & -c\beta_i s\gamma_i & s\beta_i & p_{ix} \\ c\alpha_i s\gamma_i + s\alpha_i s\beta_2 c\gamma_i & c\alpha_2 c\gamma_i - s\alpha_i s\beta_i s\gamma_i & -s\alpha_i c\beta_i & p_{iy} \\ s\alpha_i s\gamma_i - c\alpha_i s\beta_i c\gamma_i & s\alpha_2 c\gamma_i + c\alpha_i s\beta_i s\gamma_i & c\alpha_i c\beta_i & p_{iz} \\ 0 & 0 & 0 & 1 \end{bmatrix} \tag{2.2}$$

式中,$c = \cos; s = \sin; \boldsymbol{p}_i = \begin{bmatrix} p_{ix} & p_{iy} & p_{iz} \end{bmatrix}^T$ 为 $O_i - x_i y_i z_i$ 坐标系坐标原点在 $O_{i+1} - x_{i+1} y_{i+1} z_{i+1}$ 中的位置向量。

根据角速度叠加原理可知,下肢骨骼运动绝对角速度可表示为

$$\begin{cases} \boldsymbol{\omega}_3^O = \begin{bmatrix} \dot{\alpha}_3 & \dot{\beta}_3 & \dot{\gamma}_3 \end{bmatrix}^T \\ \boldsymbol{\omega}_2^O = \boldsymbol{\omega}_3^O + \begin{bmatrix} \dot{\alpha}_2 & \dot{\beta}_2 & \dot{\gamma}_2 \end{bmatrix}^T \\ \boldsymbol{\omega}_1^O = \boldsymbol{\omega}_2^O + \begin{bmatrix} \dot{\alpha}_1 & 0 & 0 \end{bmatrix}^T \\ \boldsymbol{\omega}_0^O = \boldsymbol{\omega}_1^O + \begin{bmatrix} \dot{\alpha}_0 & \dot{\beta}_0 & \dot{\gamma}_0 \end{bmatrix}^T \end{cases} \tag{2.3}$$

式中,$\boldsymbol{\omega}_i^O$ 表示盆骨、大腿、小腿和脚的绝对角速度。

式(2.3)可进一步表达为

$$\boldsymbol{\omega}_{i-1}^O = \boldsymbol{\omega}_i^O + \dot{\boldsymbol{\theta}}_{i-1}^i \boldsymbol{e}_{i-1}^i \tag{2.4}$$

25

式中，e_{i-1}^{i} 表示坐标系 O_{i-1} 在 O_i 坐标系中的单位向量变换矩阵；$\dot{\theta}_{i-1}^{i}$ 表示关节角度的速度。

对式（2.4）两边微分得到人体下肢骨骼运动绝对角加速度，即

$$\varepsilon_{i-1}^{O} = \varepsilon_{i}^{O} + \ddot{\theta}_{i-1}^{i}e_{i-1}^{i} + \dot{\theta}_{i-1}^{i}(\omega_{i}^{O} \times e_{i-1}^{i}) \tag{2.5}$$

2. 人体下肢骨骼动力学分析

人体的运动是肌肉通过力臂产生使关节运动的驱动力矩实现的，因此对下肢骨骼运动的动力学分析是合理制定下肢康复训练的重点。图 2.15 所示为下肢骨骼小腿的受力示意图。其中 f_0^1,τ_0^1 与 f_2^1,τ_2^1 分别表示脚和大腿对小腿的关节约束力和力矩；τ_1^{actuator} 和 τ_0^{actuator} 分别表示膝关节和踝关节的驱动力矩；c_1 表示小腿质心。

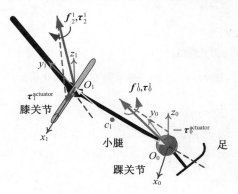

图 2.15　下肢骨骼小腿的受力示意图

对图 2.15 所示的小腿受力进行分析，下肢其他骨骼受力和小腿受力一致，因此根据牛顿－欧拉方程可得到人体下肢骨骼运动的动力学模型，即

$$\begin{cases} f_{i+1}^{i} + f_{i-1}^{i} + m_i g = m_i a_{ci} \\ l_{o,i+1}^{ci} \times f_{i+1}^{i} + l_{o,i-1}^{ci} \times f_{i-1}^{i} + \tau_{i+1}^{i} + \tau_{i-1}^{i} = X_i \varepsilon_{i}^{O} + \omega_{i}^{O} \times (I_i \omega_{i}^{O}) \end{cases} \tag{2.6}$$

式中，f_{i+1}^{i}，f_{i-1}^{i} 分别表示 $i+1$ 骨骼和 $i-1$ 骨骼对 i 骨骼形成运动关节的约束力；m_i 和 a_{ci} 分别表示 i 骨骼的质量和质心处线性加速度；g 为重力加速度；$l_{o,i+1}^{ci}$ 和 $l_{o,i-1}^{ci}$ 分别表示 f_{i+1}^{i}，f_{i-1}^{i} 作用 i 骨骼的力臂；τ_{i+1}^{i}，τ_{i-1}^{i} 表示关节驱动力矩；X_i 为 i 骨骼的惯性矩阵。

关节的约束力和力矩之间存在如下关系：

$$\begin{cases} f_{i+1}^{i} = -f_{i}^{i+1} \\ \tau_{i+1}^{i} = -\tau_{i}^{i+1} \end{cases} \tag{2.7}$$

下肢骨骼运动的动力学模型，即式（2.6）可进一步表示为

$$\tau = X\ddot{\theta} + B\dot{\theta} + fL + G \tag{2.8}$$

式中，τ 为关节驱动力矩；X 为下肢骨骼广义质量矩阵；B 为 Coriolis 力和离心力；f,L 分别表示肌肉力映射的广义力矩阵和对应的力臂矩阵；G 为重力产生的广义力矩阵；$\ddot{\theta}$ 为关节角的加速度。

2.4.2　肌肉力力学分析

生物肌肉和肌肉力的产生过程都很复杂,肌肉纤维受到运动神经信号的刺激,会产生收缩运动,肌肉力的产生不仅和肌肉激活度 a 有关,而且还与肌肉腱速度 v^{MT} 和长度 l^{MT} 有关,其过程如图 2.16 所示。肌肉力驱动模型主要包括三个模型,即从神经刺激到肌肉激活度 a 的产生模型(肌肉激活动力学)、由生成坐标 q 和速度 $\dot{q}$ 产生肌肉腱长度 l^{MT} 和速度 v^{MT} 的关系模型(肌骨模型)和由它们的结构计算肌肉长度 l^{M}、速度 v^{M} 和肌肉力 f^{M} 的模型(肌肉收缩动力学)。

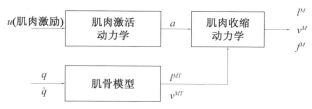

图 2.16　肌肉力驱动模型

1. 肌肉激励动力学

肌肉的激活和神经信号的刺激之间存在一定滞后,因此采用简化的一阶微分方程表示激活度和神经刺激之间的关系:

$$\bar{a} = \frac{a - a_{\min}}{1 - a_{\min}} \tag{2.9}$$

$$\dot{a} = \frac{u - \bar{a}}{T} \tag{2.10}$$

$$T = \begin{cases} T_{\mathrm{act}}(0.5 + 1.5\,\bar{a}) \\ \dfrac{T_{\mathrm{deact}}}{0.5 + 1.5\,\bar{a}} \end{cases} \tag{2.11}$$

式中,T_{act},T_{deact} 分别表示肌肉激活程度的上升和下降时间常数,T_{act} 减小时,由于低效钙的释放和扩散会使激活度增加,类似地,T_{deact} 减小时,由于供肌浆网吸收的钙离子不足会使激活度减小;$a_{\min}$ 表示肌肉激活程度的最小值。为了避免肌肉腱数值计算的奇异性,需要通过修正传统的肌肉激活度状态方程使激活度可以光滑变化。

2. 肌肉腱力平衡方程

肌肉腱驱动包含主收缩元、被动弹性元件和弹性肌腱,如图 2.17 所示,其中被动弹性元件的力和归一化肌纤维长度之间的关系可以表示为

$$f^{PE}(\tilde{l}^{M}) = \begin{cases} 0 & l^{M} < l_{0}^{M} \\ b(l^{M})^{2} + cl^{M} + d & l^{M} \geqslant l_{0}^{M} \end{cases} \tag{2.12}$$

式中,l_{0}^{M} 为肌肉产生最大等长收缩力时的肌肉纤维的长度;b,c,d 为常数,与力－长度变化曲线相关。

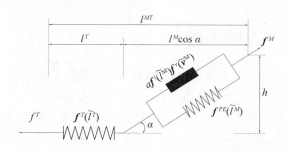

图 2.17　肌肉腱力学简化模型

主收缩力和归一化的肌纤维长度之间的关系可表示为高斯函数的形式:

$$\boldsymbol{f}^{l}(\bar{l}^{M}) = \mathrm{e}^{\frac{-(l^{M}-1)^{2}}{v}} \tag{2.13}$$

式中,v 表示力 – 速度曲线变异系数。

肌肉力 $\boldsymbol{f}^{M}$ 可以表示为

$$\boldsymbol{f}^{M} = \boldsymbol{f}_{0}^{M}(a\boldsymbol{f}^{l}(\tilde{l}^{M})\boldsymbol{f}^{v}(\tilde{v}^{M}) + \boldsymbol{f}^{PE}(\tilde{l}^{M})) \tag{2.14}$$

式中,$\boldsymbol{f}_{0}^{M}$ 为最大等长收缩力;激活度 a 的取值为 $a_{\min} \sim 1$。

肌纤维和肌腱连接在一起,且羽状角为 α,如果忽略肌肉质量,则肌肉力和肌腱力存在如下平衡关系:

$$\boldsymbol{f}_{0}^{M}(a\boldsymbol{f}^{l}(\tilde{l}^{M})\boldsymbol{f}^{v}(\tilde{v}^{M}) + \boldsymbol{f}^{PE}(\tilde{l}^{M}))\cos\alpha - \boldsymbol{f}_{0}^{M}\boldsymbol{f}^{T}(\tilde{l}^{T}) = 0 \tag{2.15}$$

式(2.14)和式(2.15)表示肌肉力和肌腱力与肌肉纤维长度、速度、力之间的关系。

由式(2.15)是无法计算出肌肉力的,因为需要肌肉力长度和速度满足式(2.14),但通过式(2.15)可以唯一地求得归一化速度 $\tilde{v}^{M}$ 的微分表达式:

$$\tilde{v}^{M} = f_{\mathrm{inv}}^{v}\left(\frac{\dfrac{\boldsymbol{f}^{T}(\tilde{l}^{T})}{\cos\alpha} - \boldsymbol{f}^{PE}(\tilde{l}^{M})}{a\boldsymbol{f}^{l}(\tilde{l}^{M})}\right) \tag{2.16}$$

式中,$f_{\mathrm{inv}}^{v}(\cdot)$ 表示收缩力 – 速度函数的反函数。

肌肉长度、速度与肌肉腱长度之间存在如下的运动学关系:

$$l^{MT} = l^{T} + l^{M}\cos\alpha \tag{2.17}$$

式(2.17)两边分别对时间求导数,可以得到肌肉、肌腱和肌肉腱驱动速度之间的关系:

$$v^{MT} = v^{T} + v^{M}\cos\alpha - l^{M}\dot{\alpha}\sin\alpha \tag{2.18}$$

通过联立式(2.16)和式(2.18)可以得到主动收缩力和肌纤维速度之间的关系 $f^{v}(\tilde{v}^{M})$。

3. 肌肉力的优化控制

上面建立了下肢骨骼模型和肌肉力学模型,但还要通过约束优化解决冗余肌肉力的问题,对肌肉力的优化应用最广泛的方法为静态优化。选取如下的静态优化目标函数,即

$$
\begin{cases}
\min J = \sum_{i=1}^{N} (a_i)^n \\
\text{s.t.} \quad f_0^M \left(a_i f^l(\tilde{l}^M) f^v(\tilde{v}^M) + f^{PE}(\tilde{l}^M) \right) \cos \alpha - f_0^M f^T(\tilde{l}^T) = 0 \\
0 < f_i^M < f_0^M
\end{cases}
\tag{2.19}
$$

式中，N 为肌肉数量；a_i 为第 i 块肌肉的激活度；n 的选取要根据不同的要求进行选择，本书选取 $n = 2$，选取肌肉激活度平方和最小作为优化目标，可使人体运动感到很好的舒适性。

肌肉激活度 a 的规划可以通过计算肌肉控制模型（CMC）实现，在 CMC 中采用了 PD 控制方法实现肌肉激活度 a 的闭环控制，如图 2.18 所示。其中，$q_i^{\exp}$，$\dot{q}_i^{\exp}$ 和 $\ddot{q}_i^{\exp}$ 分别为试验的运动位移、速度和加速度数据；$f_i^{\exp}$ 为试验的力数据；K_p，K_v 分别为 PD 控制参数位置反馈增益和速度反馈增益；a^* 为优化模型计算的肌肉激活度；a 为正向动力学计算的肌肉激活度；u 为肌肉激励；K_u 为肌肉激活度反馈增益；$\dot{q}_d$ 为期望加速度。其中正向动力学中包含肌肉腱动力学、下肢骨骼运动动力学等。

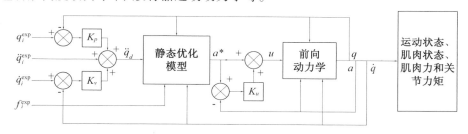

图 2.18　CMC 算法应用

因此，第 i 个模型坐标的期望加速度 $\ddot{q}_d$ 的控制率为

$$
\ddot{q}_d = \ddot{q}_i^{\exp} + K_v \left(\dot{q}_i^{\exp} - \dot{q}_i \right) + K_p \left(q_i^{\exp} - q_i \right)
\tag{2.20}
$$

线性反馈控制器计算得到的肌肉激励为

$$
u = a^* + K_u (a^* - a)
\tag{2.21}
$$

通过合理设置 PD 控制参数，可以实现下肢生物力学参数的最优化和下肢运动障碍患者的运动学、生物力学等参数的仿真，为下肢运动障碍患者的康复训练模式提供依据。

2.4.3　人体下肢运动数据采集

为了分析和比较单屈膝行走步态与正常行走步态的下肢运动生物特性差异及对主要肌肉的疲劳损伤的影响，需要对两种行走步态的运动学进行测量（在无任何外界干扰的情况下），将测量髋关节、膝关节和踝关节的运动数据进行函数拟合，并将拟合函数作为在 OpenSim 建立的 3D 人体肌骨模型的运动驱动，最后通过仿真两种行走步态，对下肢肌肉收缩量等问题进行分析。

本书以男性青年［身高（165 ± 10 cm），体重（60 ± 5 kg），（24 ± 1）岁］作为受试对象

（subjects），通过 FAB 采集所需的人体运动数据。FAB 系统的惯性传感器结合了加速度传感器、方位传感器和足底力传感器，将各部位的惯性传感器安装在受试者身体相应的位置上，受试者分别按两种步态行走，FAB 会通过实时无线步态检测系统的数据接收端检测和接收人体运动相关的数据，步态数据接收端会通过 USB 接口将数据传输到计算机分析软件中，软件就可以实时记录人体运动相关的所有运动学和动力学数据，且采样频率为 100 Hz。传感器在人体上的安装和 FAB 采集系统如图 2.19 所示。

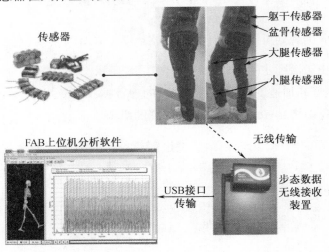

传感器

躯干传感器
盆骨传感器
大腿传感器
小腿传感器

FAB上位机分析软件

无线传输

USB接口
传输

步态数据
无线接收
装置

图 2.19　传感器在人体上的安装和 FAB 采集系统

受试者行走 100 s，在 SCWG 过程中，右腿受伤屈膝行走，左腿正常，因此只研究右腿的运动生物力学特性，忽略膝关节和踝关节的内翻外翻和内旋外旋的现象，对记录的下肢运动参数以步态周期为步长取运动参数的平均值，并利用傅里叶级数对关节运动数据进行拟合。傅里叶级数的拟合函数表达式为

$$\theta(t) = a_0 + \sum_{i=1}^{n} (a_i c(i\omega t) + b_i s(i\omega t)) \qquad (2.22)$$

式中，$\theta(t)$ 为关节运动角度；t 为时间；a_0,a_i,b_i 和 ω 均为傅里叶级数方程的系数，$n \in \mathbf{Z}^+$ 的大小取决于拟合度的大小，本研究中拟合度要求不低于 99.4%。

针对两种行走步态在步态周期内的关节角度由 FAB 系统采集记录，通过傅里叶级数进行拟合，其傅里叶级数拟合函数的参数见表 2.1。

由表 2.1 中参数构成函数的拟合度均大于 99.4%，FAB 采集到的下肢关节运动角度变化曲线如图 2.20 所示，结果表明拟合函数具有很高的跟踪性能，可以直接作为 3D 人体肌骨模型关节运动的驱动函数，其中，NWG 为正常行走步态数据，SCWG 为单曲膝行走步态数据。

表2.1　傅里叶级数拟合函数的参数

参数	髋关节屈曲运动		髋关节内收外展		髋关节内旋外旋		膝关节		踝关节	
	NWG	SCWG	NWG	SCWG	NWG	SCWG	NWG	SCWG	NWG	SCWG
n	4	3	4	5	5	4	3	3	4	4
ω	5.004	5.888	6.356	5.224	6.428	6.232	6.021	5.953	6.924	4.355
a_0	1.067	29.92	2.117	13.94	0.048	21.66	−19.9	−37.22	0.721	−33.87
a_1	13.13	13.67	−0.086	0.012	−0.531	−3.015	6.368	3.306	−4.247	−1.57
b_1	−19.53	−1.572	3.587	0.573	2.248	−3.005	15.8	2.425	4.545	1.035
a_2	0.9026	−3.548	0.177	−0.790	−0.132	−1.747	11.23	5.633	4.119	−2.221
b_2	8.371	−4.691	−0.707	−0.249	2.223	0.810	−12.37	−2.164	−3.198	0.306
a_3	0.608	−0.812	−1.102	0.216	0.005	0.0267	−2.376	0.572	−2.625	−0.818
b_3	−0.981	1.484	0.237	0.279	0.798	1.667	−3.479	−1771	−3.101	0.095
a_4	−0.651		0.106	−0.85	0.253	0.664			−0.373	−0.565
b_4	1.303		0.082	−0.128	−0.0086	0.270			1.031	1.879
a_5				0.081	−0.528					
b_5				0.20	−0.244					

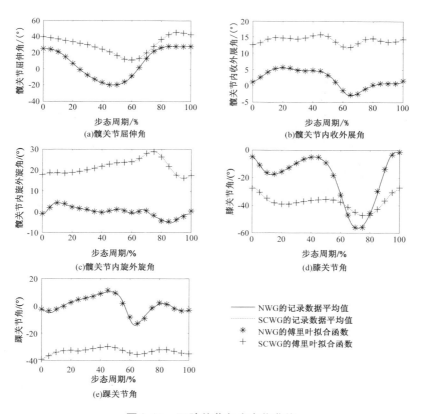

图2.20　下肢关节角度变化曲线

由图2.20可知,人体正常步态行走时,髋关节的屈伸角变化范围为[−21.046°, 21.534°],内收外展角变化范围为[−6.9.5°,6.991°],内旋外旋角变化范围为[−10.572°,6.325°],膝关节角变化范围为[−69.27°,0.647°],踝关节角变化范围为[−6.85°,16.05°],角度变化速度较大,且髋关节的屈伸角和膝关节角的变化范围很大;而在单曲膝步态行走时,髋关节的屈伸角变化范围为[9.891°,45.812°],内收外展角变化范围为[11.935°,14.956°],内旋外旋角变化范围为[16.335°,20.089°],膝关节角变化范围为[−47.223°,−28.911°],踝关节角变化范围为[−35.595°,−3.391°],角度变化速度较小,因此下肢单曲膝步态行走时,关节角度变化范围较小,变化速度较小。从变化规律来看,髋关节内旋外旋角的变化规律和正常步态有较大差别,其他关节角度变化规律和正常步态基本一致。

2.4.4　单曲膝行走步态对下肢肌肉的影响

现将髋关节的位置固定在(1 000, 0, 900)mm处,得到两种行走步态驱动下膝关节和踝关节的运动轨迹如图2.21所示,通过对比两种行走步态的运动轨迹可知,单曲膝行走步长明显小于正常步态,且膝关节和踝关节轨迹波动性稍大于正常步态,膝关节和踝关节运动轨迹和正常步态也有较大的差别。

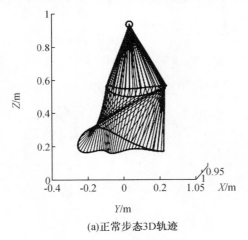

(a)正常步态3D轨迹

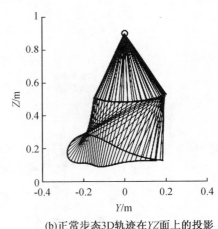

(b)正常步态3D轨迹在YZ面上的投影

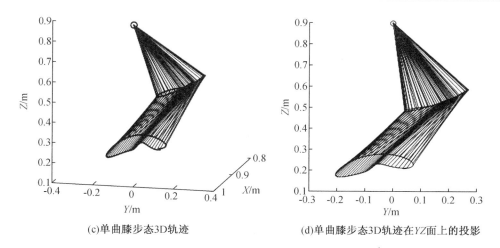

(c)单曲膝步态3D轨迹　　　　　　　(d)单曲膝步态3D轨迹在*YZ*面上的投影

图 2.21　两种行走步态驱动下膝关节和踝关节的运动轨迹

　　根据受试者身高、体重,在 OpenSim 软件中进行 SCALE 人体 3D 模型设置,以图 2.22 所示的关节角度变化数据驱动人体下肢运动,对下肢运动的动力学模型进行仿真。图 2.22 所示为下肢在 NWG 和 SCWG 步态下人体 3D 运动模型对比,由图可知,按 SCWG 行走时,两条腿的运动学特征均有变化,但受伤的右腿变化更为明显。

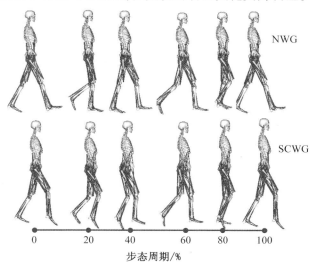

图 2.22　下肢在 NWG 和 SCWG 步态下人体 3D 运动模型对比

　　右侧下肢各关节驱动力矩如图 2.23 所示,和正常行走步态相比,按 SCWG 行走时,下肢各关节运动驱动力矩波动较大,且在步态周期的 48.7% ~53.6%,髋关节屈伸运动力矩、髋关节内收外展运动力矩和膝关节运动力矩出现的波动很大,波动范围分别为 [－197, 211]N・m、[－149, 161]N・m 和 [－80, 75] N・m;在步态周期的 0% ~ 15.9%,按 SCWG 行走的下肢各关节的驱动力矩明显大于正常行走步态的驱动力矩(髋关节屈伸力矩除外);在步态周期的78.2% ~100%,按 SCWG 行走的下肢膝关节和踝关节的驱动力矩明显小于正常行走步态的驱动力矩。因此,当人体下肢受伤后以 SCWG 行走时,在步态周期的48.7% ~53.6% 和0% ~15.9% 会产生明显的不舒适感,在对该类患者的康复治疗和训练过程中需要考虑这点。

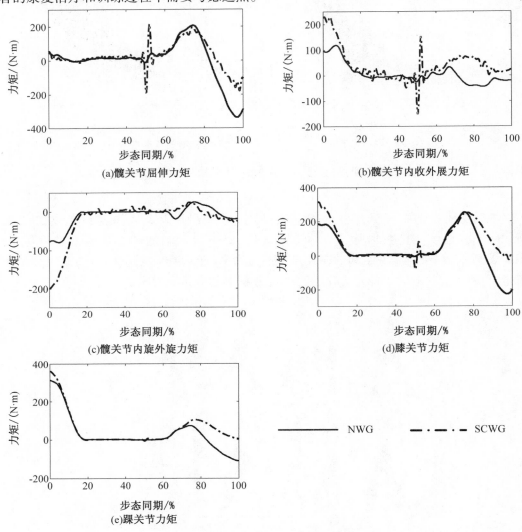

图 2.23　右侧下肢各关节驱动力矩

在 CMC 计算中,参数设置为 $K_p = 100$,$K_v = 20$ 和 $K_u = 1$。在行走步态周期中,下肢各肌肉力变化曲线如图 2.24 所示。总的来看,以 SCWG 行走时,半膜肌、半腱肌、股二头肌、长收肌、臀大肌、髂肌、腰肌、股四头肌、股直肌和胫骨前肌的肌肉力明显大于以 NWG 行走的肌肉力,而比目鱼肌和胫骨后肌的肌肉力小于以 NWG 行走的肌肉力,SCWG 行走的12 块肌肉的肌肉力的波动幅度均大于 NWG 行走的肌肉力的波动幅度,这主要是由于步态的不稳定引起的。这表明以 SCWG 行走时,半膜肌、半腱肌、股二头肌、长收肌、臀大肌、髂肌、腰肌、股四头肌、股直肌和胫骨前肌均起到了主要作用,而比目鱼肌和胫骨后肌起到辅助的作用。

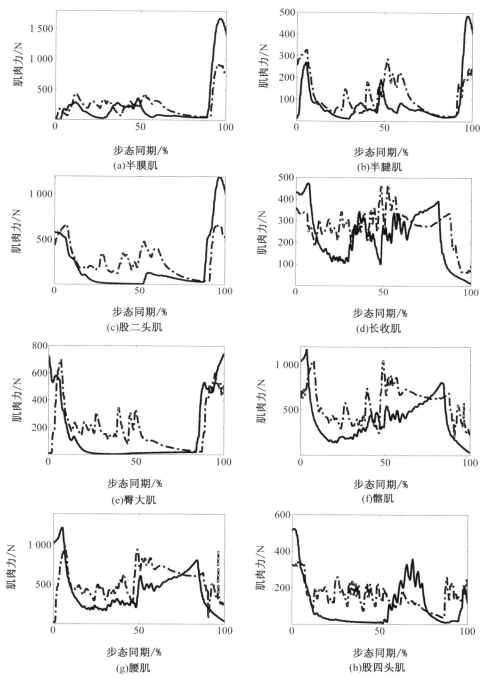

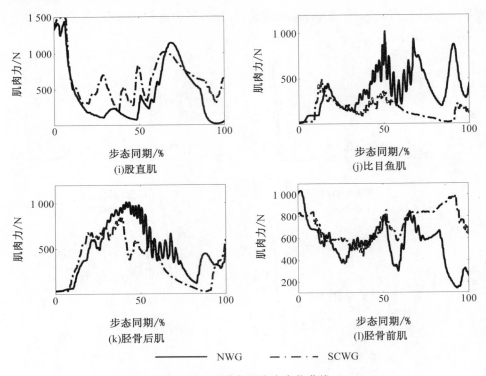

图 2.24　下肢各肌肉力变化曲线

　　和 NWG 相比,SCWG 在步态周期后期 86.1% ~100%,半膜肌、半腱肌和股二头肌的肌肉力减小大约一半,在步态后期 63.8% ~100%,胫骨前肌的肌肉力为 NWG 的 2 倍,在步态周期前期 0% ~14%,长收肌、臀大肌、髂肌、腰肌和股四头肌的肌肉力较小。

　　图 2.25 给出了下肢运动过程中肌肉激活度的变化情况,由图可知肌肉激活度的变化情况和肌肉力的变化趋势基本一致,激活度的变化情况此处不再赘述。

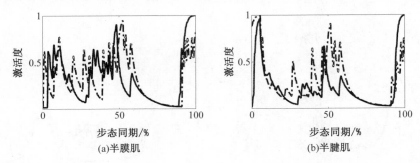

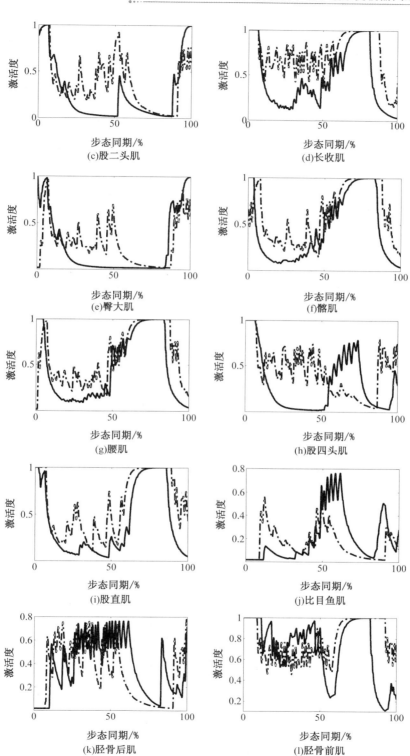

图 2.25 下肢运动过程中肌肉激活度的变化情况

在 SCWG 行走时,下肢关节力矩的增加和大幅度波动,会导致关节运动不稳定,增加关节的损伤和肌肉的负担,肌肉活性的增强同样会导致肌肉的疲劳损伤等问题的出现,因此该研究结果为下肢损伤的患者康复和康复设备的研发提供了数据基础。

2.5 模块化且含有刚性运动支链的柔索牵引下肢康复机器人构型

2.5.1 柔索牵引下肢康复机器人

含有刚性运动支链的柔索牵引下肢康复机器人是在单纯柔索牵引并联机器人的基础上,通过引入刚性支链控制某一柔索支链的绞盘位置,实现可以通过驱动单元的不同布置方式构成不同的机器人构型。柔索牵引下肢康复机器人由 3 根柔索牵引 1 个牵引点,构成柔索完全约束定位机构,该牵引点与训练者小腿下端连接,且 1 根柔索支链回路中串联刚性支链,如图 2.26 所示。柔索牵引不仅克服了刚性机构中驱动装置不易布置问题,而且减小了系统惯性,提高了系统的动态控制性能,同时柔索在力闭环控制下能够降低对训练者主动性的强迫限制,提高训练安全性。

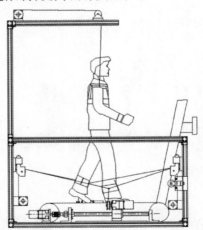

图 2.26　含有刚性运动支链的柔索牵引下肢康复机器人训练模型

考虑到含有刚性运动支链的柔索牵引下肢康复机器人机构布置的结构特点,可通过3 根柔索牵引来实现控制下肢关节的运动,而人体下肢的运动范围取决于含有刚性运动支链的柔索牵引下肢康复机器人的可控工作空间。含有刚性运动支链的柔索牵引下肢康复机器人的工作空间是指刚性支链在运动过程中,满足静力学条件并通过平衡方程能够解出柔索拉力都大于零,即柔索都是受拉力作用,所求得解的集合称为柔索牵引机器人的工作空间。因此,研究含有刚性运动支链的柔索牵引下肢康复机器人的可控工作空间,分析刚性支链运动规律,对机器人系统结构设计与实现提供了重要依据。由文献可知,根据静力学条件,柔索在运动过程中应满足其只能承受拉力,并在一定的工作空间范围内,利用数值解法通过仿真确定机器人系统的可控工作空间。牵引点结构简图如图2.27所示。

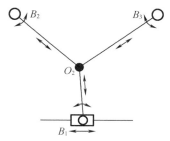

图2.27　牵引点结构简图

根据柔索牵引机构结构形式,设定柔索牵引点为 O_2,底部丝杠滑轨滑块点为 $B_1 = (x_{B1}, 0)$ mm,柔索牵引机构固定端端点分别为 $B_2 = (0, 700)$ mm、$B_3 = (1\ 700, 700)$ mm。

在一定条件下,柔索在该范围内都存在着大于零的拉力解,其工作空间如图2.28所示。

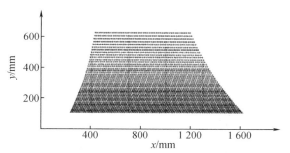

图2.28　牵引点的工作空间

从图2.28可以看出,柔索牵引机器人的工作空间能够满足一般情况下人体下肢屈伸的工作空间要求,证明了柔索牵引机构设定的结构参数的可行性及含有刚性运动支链的柔索牵引下肢康复机器人机构设计的合理性。

2.5.2　下肢内收外展/内旋外旋康复机器人

根据柔索牵引机器人的工作特点,柔索牵引结构布置方案对操作端的可控工作空间具有很大影响,而可控工作空间决定了下肢内收外展/内旋外旋运动轨迹的可实现性,即由静力学满足可控性要求(满足柔索牵引过程中始终承受拉力)所确定的可控工作空间,同时柔索布置方案也影响柔索拉力的控制性能。柔索牵引布置方案简图如图2.29所示。

依据上述对人体内收外展运动的分析,考虑尽量节省机器人的占地空间,设定整个机器人的框架结构被限制在(相对于固定坐标系 xOy,单位:mm) $\{x,y\,|\,x\in[-600,600]$, $y\in[0,650],z\in[-350,350]\}$ 范围内。其构型简图如图 2.30 所示。

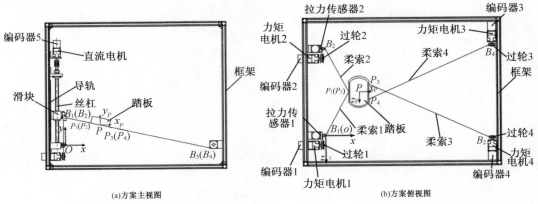

(a)方案主视图　　　　　　　　　(b)方案俯视图

图 2.29　柔索牵引布置方案简图

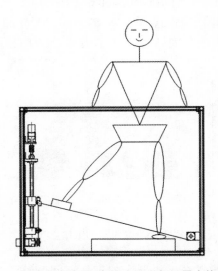

图 2.30　下肢内收外展/内旋外旋康复机器人构型简图

2.6　本　章　小　结

本章分析了人体下肢骨骼结构和肌肉群特点,明确了下肢所具有的运动形式及肌肉的起止点,得出不同运动动作时关节的运动情况和相关肌肉群的工作状态,特别是步态、上下楼梯、深蹲、内收外展运动,为确定机器人的训练模式提供了依据;根据下肢各种屈伸动作的运动范围,提出了含有刚性运动支链的柔索牵引下肢康复机器人构型,并进行了工作空间仿真分析,证明了机构布置的可行性;根据下肢内收外展、内旋外旋的动作特点,提出了含有刚性运动支链的下肢内收外展/内旋外旋康复机器人构型,用于近似实现上述运动,分析了平面内柔索布置形式对操作端工作空间大小的影响,择优确定了柔索牵引结构方案。

参考文献

[1] 保宏,段宝岩,陈光达.索系馈源支撑结构控制方法的研究[J].机械设计与研究,2005,21(2):64-66.

[2] 保宏,段宝岩,陈光达,等.大射电望远镜舱索系统的控制与实验[J].中国机械工程,2007,18(14):1643-1647.

[3] SUI C,ZHAO M. Control of a 3-DOF parallel wire driven stiffness-variable manipulator [J]. IEEE ROBIO,2004(3):204-209.

[4] 张波,战红春,赵明扬,等.柔索驱动三自由度球面并联机构运动学与静力学研究[J].机器人,2003,25(3):198-200,204.

[5] 张波,赵明扬,房立金.一种6自由度柔索并联机器人的动力学研究[J].机械科学与技术,2004,23(6):735-738.

[6] 张波,王洪光,赵明扬.约束机构在柔索并联机器人设计中的应用[J].机械科学与技术,2004,23(12):1387-1389.

[7] 隋春平,张波,赵明扬,等.一种3自由度并联柔索驱动柔性操作臂的建模与控制[J].机械工程学报,2005,41(6):60-65.

[8] 胡雪艳,江晓峰.偏瘫步态的运动学评定[J].中国康复理论与实践,2005,11(5):359-396.

[9] 刘德俊,郦鸣阳,沈力行.正常青年人行走步态的实验研究[J].上海理工大学学报,2008,30(1):67-70,74.

[10] 杨廷力.机器人机构拓扑结构学[M].北京:机械工业出版社,2004.

[11] 藏红.人体运动学[M].北京:人民卫生出版社,2008.

[12] 李振波,李华.基于运动生物力学的三维人体运动模型[J].系统仿真学报,2006,10(10):2992-2994.

[13] 潘慧炬,马楚虹,沈水富.人体四肢各主要关节最大运动幅度的研究[J].浙江师范大学学报,1995,18(3):64-68.

[14] DARRYL G T,FRANK C A. Using computed muscle control to generate forward dynamic simulations of human walking from experimental data [J]. Journal of Biomechanics,2006,39(6):1107-1115.

[15] 杨东超,赵明国,陈恳,等.拟人机器人自由度的分析[J].中国机械工程,2003,14(3):453-456.

[16] 黄真,孔令富,方跃法.并联机器人机构学理论及控制[M].北京:机械工业出版社,1997.

[17] 隋春平,赵明扬.3 自由度并联柔索驱动变刚度操作臂的刚度控制[J].机械工程学报,2006,42(6):205 - 210.

[18] 藏红.人体运动学[M].北京:人民卫生出版社,2008.

[19] 李振波,李华.基于运动生物力学的三维人体运动模型[J].系统仿真学报,2006,10(10):2992 - 2994.

[20] 胡雪艳,江晓峰.偏瘫步态的运动学评定[J].中国康复理论与实践,2005,11(5):359 - 396.

[21] 刘德俊,郦鸣阳,沈力行.正常青年人行走步态的实验研究[J].上海理工大学学报,2008,30(1):67 - 70,74.

[22] 杨廷力.机器人机构拓扑结构学[M].北京:机械工业出版社,2004.

第3章　柔索牵引下肢康复机器人的动力学与优化

3.1　引　　言

柔索牵引下肢康复机器人中的柔索具有单向受力特性,所以在驱动过程中每根柔索必须保证处于张紧状态,机器人的柔索拉力解满足力矢量封闭原理,但不同的运动状态、对外输出作用力和柔索系统间内力都将影响每根柔索的受力情况。对柔索牵引下肢康复机器人进行力学分析,需要掌握柔索拉力变化规律、了解柔索牵引特性,进而为伺服控制和驱动元件选择奠定基础。

3.2　柔索牵引下肢康复机器人的运动学分析

3.2.1　下肢生物机械学分析

在人体下肢运动模型研究方面,很多研究者采用运动图像采集系统、测力系统获得了人体行走过程中关节标记点坐标值及脚底力的变化信息,结合人体动力学模型对不同负重和不同行走速度下人体下肢运动在矢状面的运动学及动力学进行了分析。目前,大多数人体下肢运动的研究只集中于下肢在矢状面内的步态运动,将膝关节、髋关节及踝关节简化为绕矢状轴的三自由度旋转关节。而真实的人体下肢运动是集大腿、小腿、脚及附着在其上面的各肌肉神经的协同运动,其关节运动规律十分复杂,等效在矢状面上的步态运动并不能很好地对下肢各肌群进行活动,这对患者下肢的康复训练的效果造成了很大影响。

人体下肢关节运动主要由髋关节的三轴旋转、膝关节的矢状轴旋转、踝关节的冠状轴和矢状轴转动组成。人体下肢屈伸运动和复合型内收外展运动(髋关节的屈伸、内旋外旋及内伸外展运动,膝关节的屈伸运动,踝关节的内翻外翻、背屈跖屈运动)均由此三关节的协同来完成。屈伸运动主要由大腿绕骨盆在矢状轴方向旋转和小腿绕大腿在矢状轴方向的旋转组成;复合型内收外展运动主要由大腿绕髋关节的内收外展、内旋外旋运动,脚绕踝关节的背屈跖屈、内翻外翻运动组成。考虑到人体下肢屈伸运动及复合型内收外展运动规律,本书依据下肢骨骼及关节结构形式,对人体下肢末端自由度进行分析。

考虑到内收和外展运动的复杂性与不稳定性,采用加拿大 Neo Dyn 公司开发的实时无线传感器运动捕捉和机械评估系统(functional assessment biomechnics system,简称 FAB)测量人体运动学信息。考虑到我们主要针对内收外展运动的数据采集,该系统可以较好地完成对人体运动的捕捉,再现人体各关节角度变化及末端轨迹。FAB 系统采集的人体内收外展轨迹如图 3.1 所示,左腿 3D 角度变化曲线如图 3.2 所示。

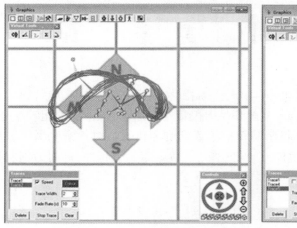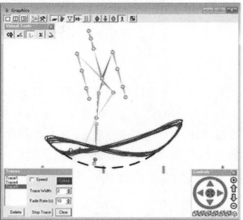

图 3.1   FAB 系统采集的人体内收外展轨迹

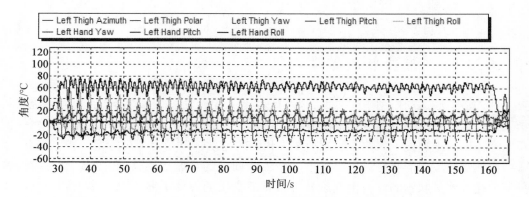

图 3.2   左腿 3D 角度变化曲线

结合 FAB 系统采集的数据,对图 3.1 中的人体轨迹进行适当修补,参考临床步态分析数据(CGA)中髋关节与膝关节的运动函数,设 t 为时间变量,结合内收外展运动的各关节转角极限,拟合一组内收外展运动关节转角的运动函数,即

$$\begin{cases} \theta_1 = -45\sin(2.7t - 0.34) - 15 \\ \theta_2 = 10\sin(2.7t) + 90 \\ \theta_3 = 70 \\ \theta_4 = 0 \end{cases} \quad (3.1)$$

设定下肢髋关节在笛卡儿坐标系中的位置为$(800,1\,000,-650)$，为研究简便，假设在康复运动过程中髋关节位置固定。依据以上分析，基于式(3.1)，对整个康复机构中脚踏板中心 P 点进行内收外展运动轨迹规划仿真，则内收外展训练中下肢末端曲线在 xOy 平面和 xOz 平面的投影曲线如图 3.3 所示。

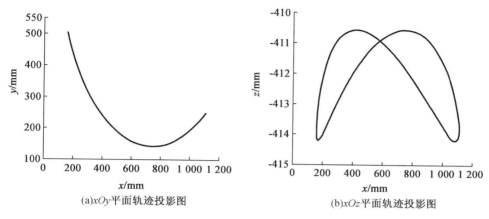

(a)xOy平面轨迹投影图 　　　　　(b)xOz平面轨迹投影图

图 3.3 下肢内收外展轨迹规划图

将图 3.3 的投影与 FAB 系统轨迹对比发现，仿真图对人体轨迹做出了修改，这是由于采用 FAB 系统采样时，人体运动自动调节，避免脚底与地面碰撞，所以其真实轨迹有突变的地方，但其修补的圆弧轨迹与仿真投影相似。

3.2.2 下肢屈伸机器人运动分析

绘制含有刚性运动支链的柔索牵引下肢康复机器人简化模型，如图 3.4 所示，设定机器人固定坐标系为 xOy，柔索牵引点为 O_2；$B_i(i=1,2,3)$ 为柔索过轮点，其中 B_2、B_3 固定不动，B_1 可由刚性支链控制在 x 轴方向上移动，考虑到结构设置形式，有 $y_{B_2}=y_{B_3}=y_{B_1}$，$x_{B_2}=0$，$y_{B_1}=0$。而柔索矢量 $\boldsymbol{L}_i=B_iO_2$，柔索长度 $l_i=\|\boldsymbol{L}_i\|$，$\boldsymbol{L}=[\,l_i\,]^{\mathrm{T}}$，柔索的单位矢量为 $\boldsymbol{u}_i=\dfrac{\boldsymbol{L}_i}{l_i}$，$t_i$ 为第 i 根柔索所受的拉力，$\boldsymbol{T}=[\,t_i\,]$。

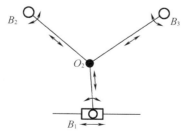

图 3.4 含有刚性运动支链的柔索牵引下肢康复机器人简化模型

1. 运动学分析

训练者下肢屈伸简化模型如图 3.5 所示，其固定坐标系为 $x_P O_P y_P$，O_P 和 O_1 分别表示下肢的髋关节、膝关节，大腿长为 a_1，相对 x 轴的转角为 θ_1；小腿长为 a_2，相对大腿的转角为 θ_2，O_2 点为柔索牵引点。

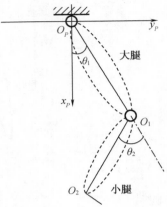

图 3.5　训练者下肢屈伸简化模型

已知髋关节、膝关节的屈伸角度分别为 θ_1、θ_2，由逆运动学可求解牵引柔索的长度。根据关节角度可确定柔索牵引点 O_2 的位置，即

$$\begin{bmatrix} x_{O_2} \\ y_{O_2} \end{bmatrix} = \begin{bmatrix} c\theta_1 \\ s\theta_1 \end{bmatrix} \cdot a_1 + \begin{bmatrix} c(\theta_1 + \theta_2) \\ s(\theta_1 + \theta_2) \end{bmatrix} \cdot a_2 \tag{3.2}$$

式中，$s = \sin$，$c = \cos$。

由 $l_i^2 = \boldsymbol{L}_i \cdot \boldsymbol{L}_i^{\mathrm{T}}$ 可以确定柔索长度，即

$$l_i = \sqrt{\boldsymbol{L}_i \cdot \boldsymbol{L}_i^{\mathrm{T}}} = \sqrt{(x_{B_i} - x_{O_2})^2 + (y_{B_i} - y_{O_2})^2} \tag{3.3}$$

将式(3.2)代入式(3.3)可得位置逆关系。由于刚性支链控制过轮 B_1 的位置，所以柔索 l_1 长度还受刚性支链影响。

可以利用"三角形"法求解机器人位置问题，已知柔索 l_2 和 l_3 的长度，通过式(3.2)可求得牵引点 O_2 的位置。

$$\begin{cases} x_{O_2} = \dfrac{x_{B_3}^2 - l_3^2 + l_2^2}{2x_{B_3}} \\[4mm] y_{O_2} = \dfrac{2y_B x_{B_3} - \sqrt{2l_2^2 x_{B_3}^2 + 2x_{B_3} l_3^2 + 2l_2 l_3^2 - x_{B_3}^4 - l_3^4 - l_2^4}}{2x_{B_3}} \end{cases} \tag{3.4}$$

对式(3.4)求导，可得二连杆速度关系为

$$\begin{bmatrix} v_{O_2 x} \\ v_{O_2 y} \end{bmatrix} = \begin{bmatrix} -a_1 s\,\theta_1 - a_2 s(\theta_1 + \theta_2) & -a_2 s(\theta_1 + \theta_2) \\ a_1 c\,\theta_1 + a_2 c(\theta_1 + \theta_2) & a_2 c(\theta_1 + \theta_2) \end{bmatrix} \cdot \begin{bmatrix} \dot{\theta}_1 \\ \dot{\theta}_2 \end{bmatrix} = \boldsymbol{H} \cdot \begin{bmatrix} \dot{\theta}_1 \\ \dot{\theta}_2 \end{bmatrix} \tag{3.5}$$

对 $l_i^2 = \boldsymbol{L}_i \cdot \boldsymbol{L}_i$ 求导，可得柔索牵引速度关系为

$$\dot{l}_i = \boldsymbol{u}_i^{\mathrm{T}} \cdot \boldsymbol{v}_{O_2} \tag{3.6}$$

将式(3.5)代入式(3.6)可得速度逆关系，即

$$\dot{l}_i = \boldsymbol{u}_i^{\mathrm{T}} \cdot \boldsymbol{H} \cdot \begin{bmatrix} \dot{\theta}_1 \\ \dot{\theta}_2 \end{bmatrix} = \boldsymbol{A}_i \cdot \begin{bmatrix} \dot{\theta}_1 \\ \dot{\theta}_2 \end{bmatrix} \tag{3.7}$$

式中，矩阵 $\boldsymbol{A}_i$ 为柔索 i 运动对关节运动的一阶影响系数矩阵，通过对矩阵求逆可得关节运动对柔索运动的一阶影响系数矩阵。$\boldsymbol{A} = [\boldsymbol{A}_i]$ 为系统的一阶影响系数矩阵。

对式(3.5)再次求导，可得二连杆加速度关系为

$$\begin{bmatrix} a_{O_2 x} \\ a_{O_2 y} \end{bmatrix} = \boldsymbol{H} \cdot \begin{bmatrix} \ddot{\theta}_1 \\ \ddot{\theta}_2 \end{bmatrix} + \begin{bmatrix} \dot{\theta}_1 \\ \dot{\theta}_2 \end{bmatrix}^{\mathrm{T}} \cdot \boldsymbol{U} \cdot \begin{bmatrix} \dot{\theta}_1 \\ \dot{\theta}_2 \end{bmatrix} \tag{3.8}$$

式中，$\boldsymbol{U} \in \mathbf{R}^{2 \times 2 \times 2}$，即

$$\boldsymbol{U}_{2 \times 2 \times 1} = \begin{bmatrix} -a_1 c\theta_1 - a_2 c(\theta_1 + \theta_2) & -a_2 c(\theta_1 + \theta_2) \\ -a_2 c(\theta_1 + \theta_2) & -a_2 c(\theta_1 + \theta_2) \end{bmatrix}$$

$$\boldsymbol{U}_{2 \times 2 \times 2} = \begin{bmatrix} -a_1 s\theta_1 - a_2 s(\theta_1 + \theta_2) & -a_2 s(\theta_1 + \theta_2) \\ -a_2 s(\theta_1 + \theta_2) & -a_2 s(\theta_1 + \theta_2) \end{bmatrix}$$

对 $l_i^2 = \boldsymbol{L}_i \cdot \boldsymbol{L}_i^{\mathrm{T}}$ 求两次导，可得柔索牵引加速度关系为

$$\ddot{l}_i = \boldsymbol{u}_i^{\mathrm{T}} \cdot \boldsymbol{a}_{O_2} + [(\boldsymbol{v}_{O_2}^{\mathrm{T}} \boldsymbol{v}_{O_2} - \dot{l}_i^2)/l_i] \tag{3.9}$$

将式(3.8)代入式(3.9)可得加速度逆关系为

$$\ddot{l}_i = \boldsymbol{A}_i \cdot \begin{bmatrix} \ddot{\theta}_1 \\ \ddot{\theta}_2 \end{bmatrix} + \begin{bmatrix} \dot{\theta}_1 \\ \dot{\theta}_2 \end{bmatrix}^{\mathrm{T}} \left[\boldsymbol{u}_i^{\mathrm{T}} \cdot \boldsymbol{U} + \frac{1}{l_i}(\boldsymbol{H}^{\mathrm{T}} \cdot \boldsymbol{H}) - \boldsymbol{H}^{\mathrm{T}} \cdot \boldsymbol{u}_i \cdot \boldsymbol{u}_i^{\mathrm{T}} \cdot \boldsymbol{H} \right] \begin{bmatrix} \dot{\theta}_1 \\ \dot{\theta}_2 \end{bmatrix}$$

$$= \boldsymbol{A}_i \cdot \begin{bmatrix} \ddot{\theta}_1 \\ \ddot{\theta}_2 \end{bmatrix} + \begin{bmatrix} \dot{\theta}_1 \\ \dot{\theta}_2 \end{bmatrix}^{\mathrm{T}} \boldsymbol{V}_i \begin{bmatrix} \dot{\theta}_1 \\ \dot{\theta}_2 \end{bmatrix} \tag{3.10}$$

式中，矩阵 $\boldsymbol{V}_i$ 为柔索 i 运动对关节运动的二阶影响系数矩阵。

至此完成了含有刚性运动支链的柔索牵引下肢康复机器人运动学模型的建立。当已知关节的运动位置、速度和加速度，可求出柔索的长度、速度和加速度，为机器人的动力学分析和伺服控制打下基础。

2. 运动规划

依图 3.4 的描述，在此提出两种刚性支链的运动规划策略，分别是：x_{B_1} 的运动始终与

x_{O_2} 的运动同步,此时柔索 1 的牵引力与重力方向一致;x_{B_1} 的运动始终保持柔索 1 与柔索 2 之间夹角和柔索 1 与柔索 3 之间夹角相等,即 $\angle B_1O_2B_2 = \angle B_1O_2B_3$。

若采用第一种刚性支链规划方法,x_{B_1} 的位置明确,即 $x_{B_1} = x_{O_2}$,当已知牵引点期望运动轨迹,便可确定刚性支链的运动规划,此时柔索 1 的长度数值上等于牵引点的 y 轴坐标,$l_1 = |y_{O_2}|$。

若采用第二种刚性支链规划方法,当已知牵引点期望运动位置,可求得柔索 2 和柔索 3 的长度 l_2、l_3,由几何关系可得

$$\begin{cases} x_{B_1}^2 + y_B^2 = l_{12}^2 \\ (x_{B_1} - x_{B_3})^2 + y_B^2 = l_{13}^2 \end{cases} \tag{3.11}$$

根据余弦定理可得

$$\begin{cases} l_{12}^2 = l_1^2 + l_2^2 - 2l_1l_2\cos\angle B_1O_2B_2 \\ l_{13}^2 = l_1^2 + l_3^2 - 2l_1l_3\cos\angle B_1O_2B_3 \end{cases} \tag{3.12}$$

由式(3.3)、式(3.11)和式(3.12)联合求得

$$x_{B_1} = \frac{(l_3 - l_2)(x_{O_2}^2 + y_{O_2}^2 - l_2l_3 - y_B^2) + l_2x_{B_3}^2}{2(l_2x_{B_3} + l_3x_{O_2} - l_2x_{O_2})} \tag{3.13}$$

由此可得

$$\angle B_1O_2B_2 = \arccos\left[\frac{x_{O_2}^2 - 2x_{B_1}x_{O_2} + y_{O_2}^2 + l_2^2 + y_B^2}{2l_2\sqrt{(x_1 - x_{O_2})^2 + y_{O_2}^2}}\right] \tag{3.14}$$

3. 仿真分析

如图 3.4 所示,设含有刚性运动支链的柔索牵引下肢康复机器人柔索过轮位置坐标为 $y_{B_1} = 0$,$x_{B_2} = 0$,$y_{B_2} = y_{B_3} = y_{B_1} = 800$ mm,$x_{B_3} = 1\,200$ mm,训练者大腿长度 $a_1 = 500$ mm,小腿长度 $a_2 = 400$ mm,训练时髋关节处于世界坐标的坐标为 $[650, 1\,100]$。康复训练过程中,控制髋关节、膝关节的角度方程为

$$\begin{cases} \theta_1 = 20\cos(2.7t) + 10 \\ \theta_2 = -30\sin(2.7t) - 30 \end{cases} \tag{3.15}$$

式中,θ_1、θ_2 的单位为(°)。

利用 Matlab/Simulink 中的 SimMechanics 工具箱根据含有刚性运动支链的柔索牵引下肢康复机器人机构(图 3.4),建立含有刚性运动支链的柔索牵引下肢康复机器人机构运动学仿真模型如图 3.6 所示。

两种不同规划策略所对应的柔索 2 和柔索 3 的长度变化曲线、速度变化曲线和加速度变化曲线如图 3.7 所示。

从图 3.7 中可以得出,柔索 2 长度变化约为 550 mm、速度幅值约为 30 mm/s、加速度幅值约为 1.5 mm/s²,柔索 3 长度变化约为 450 mm、速度幅值约为 25 mm/s、加速度幅值

约为 1 mm/s^2。柔索 2 和柔索 3 两者的运动规律相反,且两者运动参数在数值上波峰、波谷相差较小,说明 B_2、B_3 位置布置和训练时训练者的初始状态合理,为机器人的结构设计、驱动元件的选择和康复训练时的系统标定奠定了基础。

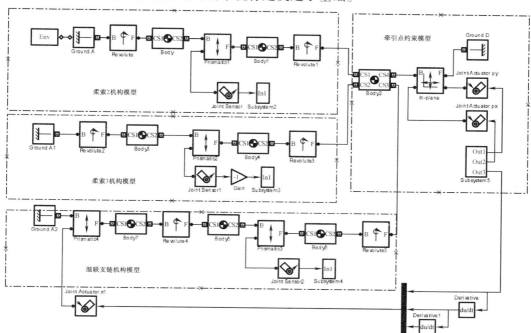

图 3.6　含有刚性运动支链的柔索牵引下肢康复机器人机构运动学仿真模型

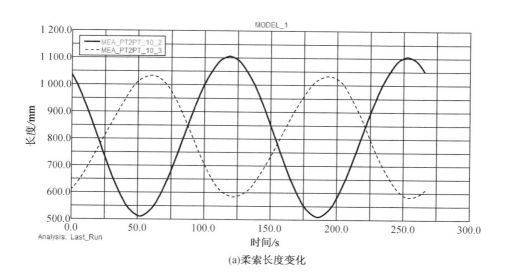

(a)柔索长度变化

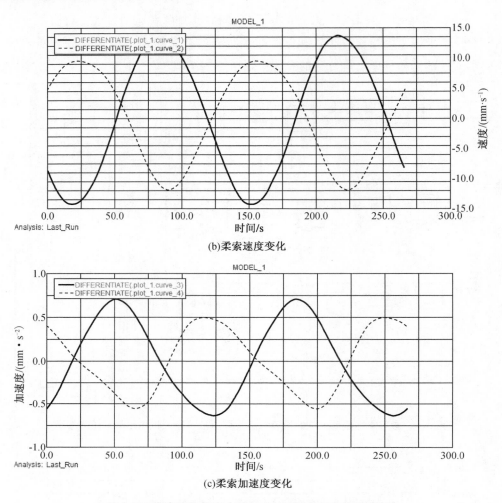

(b)柔索速度变化

(c)柔索加速度变化

图3.7 柔索2和柔索3的长度、速度、加速度变化曲线

规划策略1和规划策略2时,刚性支链的运动位置曲线如图3.8(a)所示,两者位置偏差曲线 Δx_{B_1} 如图3.8(b)所示。

从图3.8中可以发现,规划策略1时,刚性支链的运动变化为1 190 mm;规划策略2时,刚性支链的运动变化为1 000 mm,两者相差190 mm。在牵引点处于 x 轴中点时,即 $x_{O_2}=600$ mm,两种规划策略结果一致,而随着牵引点偏离中点距离的增大,两者位置偏差 Δx_{B_1} 增大。

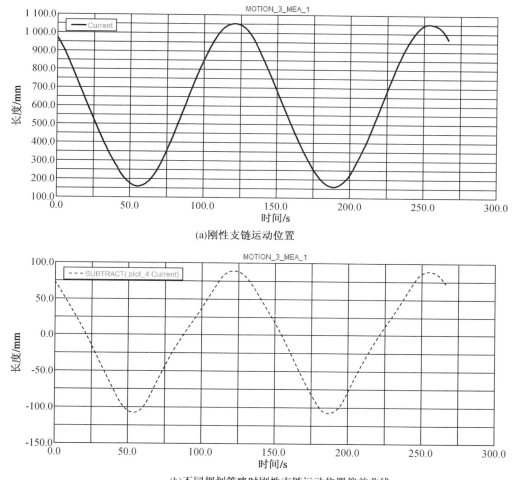

(a)刚性支链运动位置

(b)不同规划策略时刚性支链运动位置偏差曲线

图3.8 刚性支链运动情况

规划策略1和规划策略2时,柔索1的柔索长度变化曲线、速度变化曲线和加速度变化曲线,如图3.9所示。

从图3.9中可以看出,两种规划策略的柔索1运动规律基本一致,柔索1长度变化约为200 mm、速度幅值约为15 mm/s、加速度幅值约为1 mm/s²。由于柔索1的变化规律不仅与刚性支链的运动位置有关,也与牵引点的坐标 y_{O_2} 有关,如果 y_{O_2} 相比 Δx_{B_1} 足够大,则不同刚性支链规划策略所对应的柔索1运动规律基本一致。

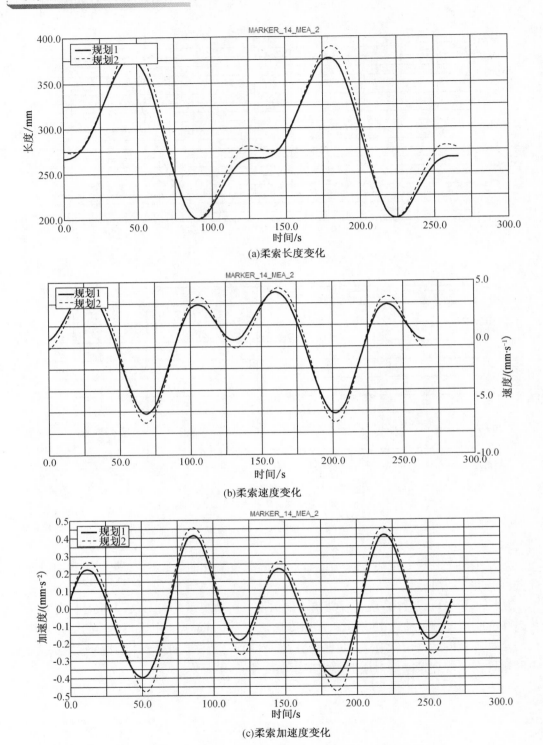

(a)柔索长度变化

(b)柔索速度变化

(c)柔索加速度变化

图 3.9 柔索 1 的长度、速度、加速度变化曲线

3.2.3　下肢内收外展/内旋外旋机器人运动分析

1. 含有刚性运动支链的柔索牵引下肢康复机器人位置分析

机器人柔索分布如图 3.10 所示。

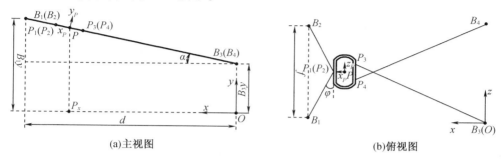

(a)主视图　　　　　　　　　　　(b)俯视图

图 3.10　机器人柔索分布示意图

动平台上的点 $[P_{ix},P_{iy},P_{iz}]$ 的坐标矩阵为

$$\begin{bmatrix} P_{ix} \\ P_{iy} \\ P_{iz} \end{bmatrix} = \boldsymbol{R} \cdot {}^{P}\boldsymbol{r}_i + \begin{bmatrix} P_x \\ P_y \\ P_z \end{bmatrix} \tag{3.16}$$

式中,$\boldsymbol{R}$ 为动平台坐标系 $P-x_Py_Pz_P$ 相对于基坐标系 $O-xyz$ 的变换矩阵,即

$$\boldsymbol{R} = \left(\begin{bmatrix} \cos\alpha & -\sin\alpha & 0 \\ \sin\alpha & \cos\alpha & 0 \\ 0 & 0 & 1 \end{bmatrix} \cdot \begin{bmatrix} \cos\beta & 0 & \sin\beta \\ 0 & 1 & 0 \\ -\sin\beta & 0 & \cos\beta \end{bmatrix} \right) \tag{3.17}$$

${}^{P}\boldsymbol{r}_i$ 为点 P_i 在动平台坐标系中相对于原点的方向向量,因此,B_i 及 P_i 相对于固定坐标系的坐标均已求出,可根据绳长公式,求得每根柔索的长度 l_i。

$$l_i = \sqrt{(B_{ix}-P_{ix})^2 + (B_{iy}-P_{iy})^2 + (B_{iz}-P_{iz})^2} \tag{3.18}$$

根据上述公式求得各柔索长度解均唯一。

在对机器人进行实际控制过程中,通常是控制电机的转角来间接地控制柔索长度,并最终控制整个机器人动平台的运动位姿。因此,在假设已知各根柔索长度的情况下,有必要对机器人动平台的位姿进行研究,即机器人正运动学位置求解。

由第 2 章可知,此机器人为 2R3T 型机构。在此,假设机器人各绳长 l_i 及刚性运动支链的运动(即 B_1、B_2 的运动规律 $B_{1y} = B_{2y} = A_1\sin(\omega_1 t)$,$B_3$、$B_4$ 的运动规律 $B_{3y} = B_{4y} = A_2\sin(\omega_2 t)$)已知,则由柔索分布的位置关系,利用凸集理论求解法则可得

$$\begin{cases} B_{1y} = A_1 \sin(\omega_1 t) \\ B_{3y} = A_2 \sin(\omega_2 t) \\ l_1^2 = (B_{1x} - P_{1x})^2 + (B_{1y} - P_{1y})^2 + (B_{1z} - P_{1z})^2 \\ l_2^2 = (B_{1x} - P_{1x})^2 + (B_{1y} - P_{1y})^2 + (B_{2z} - P_{1z})^2 \\ \dfrac{P_{1y} - B_{3y}}{P_{1x}} = \dfrac{B_{1y} - B_{3y}}{d} \end{cases} \tag{3.19}$$

借助 Matlab 符号函数求解方法可解得 $P_1(P_2)$ 点的坐标均为两个值,根据已知定点坐标的实际数值,可排除两个解中不符合实际情况的一个。以下对于其他点的求解均采用此方法。

$$\begin{cases} P_{1x} = f(l_1, l_2, B_{1x}, B_{1y}, B_{1z}, B_{2z}, B_{3y}, d) \\ P_{1y} = g(l_1, l_2, B_{1x}, B_{1y}, B_{1z}, B_{2z}, B_{3y}, d) \\ P_{1z} = h(l_1, l_2, B_{1x}, B_{1y}, B_{1z}, B_{2z}, B_{3y}, d) \end{cases} \tag{3.20}$$

当已知绳长 $l_3(l_4)$ 时,通过下列各柔索分布的几何关系可得

$$\begin{cases} l_3^2 = (B_{3x} - P_{3x})^2 + (B_{3y} - P_{3y})^2 + (B_{3z} - P_{3z})^2 \\ \dfrac{P_{3y} - B_{3y}}{P_{3x}} = \dfrac{B_{1y} - B_{3y}}{d} \\ a^2 = (P_{3x} - P_{1x})^2 + (P_{3y} - P_{1y})^2 + (P_{3z} - P_{1z})^2 \end{cases} \tag{3.21}$$

式中,a 为 $P_3(P_4)$ 到 P_1 的距离,由于 P_i 是固定在动平台(踏板)上的点,因此当给定踏板尺寸时,a 为一常值。利用 Matlab 符号函数求解方法可求得

$$\begin{cases} P_{3x} = f(l_3, P_{1x}, P_{1y}, P_{1z}, B_{1y}, B_{3x}, B_{3y}, B_{3z}, a, d) \\ P_{3y} = g(l_3, P_{1x}, P_{1y}, P_{1z}, B_{1y}, B_{3x}, B_{3y}, B_{3z}, a, d) \\ P_{3z} = h(l_3, P_{1x}, P_{1y}, P_{1z}, B_{1y}, B_{3x}, B_{3y}, B_{3z}, a, d) \end{cases} \tag{3.22}$$

同理可得

$$\begin{cases} P_{4x} = f(l_4, P_{1x}, P_{1y}, P_{1z}, B_{1y}, B_{4x}, B_{4y}, B_{4z}, a, d) \\ P_{4y} = g(l_4, P_{1x}, P_{1y}, P_{1z}, B_{1y}, B_{4x}, B_{4y}, B_{4z}, a, d) \\ P_{4z} = h(l_4, P_{1x}, P_{1y}, P_{1z}, B_{1y}, B_{4x}, B_{4y}, B_{4z}, a, d) \end{cases} \tag{3.23}$$

当求出各 P_i 点在固定坐标系中的位置时,可通过下式求得动平台的运动位姿,即

$$\begin{cases} \alpha = \arctan(B_{1y} - B_{3y}, d) \\ P_x = \dfrac{P_{3x} + P_{1x} - r_{3x} - r_{1x}}{2} \\ P_y = P_x \tan \alpha + B_{3y} \\ P_z = \dfrac{P_{3z} + P_{1z} - r_{3z} - r_{1z}}{2} \\ \beta = \arctan \dfrac{P_{3z} - P_{1z}}{P_{3x} - P_{1x}} - \arctan \dfrac{r_{3z} - r_{1z}}{r_{3x} - r_{1x}} \end{cases} \tag{3.24}$$

式中,r_i 为 P_i 在动平台坐标系中的坐标,是已知量。

由此,当输入各柔索长度和刚性支链的运动规律便可求得动平台(脚踏板)的位姿,

完成对机器人的控制。

2.含有刚性运动支链的柔索牵引下肢康复机器人速度分析

对方程 $l_i^2 = L_i L_i^T$ 求导可得柔索速度求解方程 $2 l_i \dot{l}_i = 2 L_i \dot{L}_i$，即

$$\dot{l}_i = (L_i / l_i) \cdot v_{P_i} = \boldsymbol{u}_i \cdot v_{P_i} \qquad (3.25)$$

式中，$\boldsymbol{u}_i = [P_{ix} - B_{ix}, P_{iy} - B_{iy}, P_{iz} - B_{iz}] / |P_i B_i|$。

当已知脚踏板中心坐标原点的速度 $\dot{P} = \{\omega_x, \omega_y, \omega_z, v_x, v_y, v_z\}^T$ 时，v_{P_i} 可以表示为

$$v_{P_i} = \boldsymbol{G}_P^{P_i} \cdot \dot{P} \qquad (3.26)$$

式中，$\boldsymbol{G}_P^{P_i}$ 为脚踏板中心点 P 与柔索之间的速度变换矩阵，$\boldsymbol{G}_P^{P_i} = [\boldsymbol{i} \times \boldsymbol{r}_i, \boldsymbol{j} \times \boldsymbol{r}_i, \boldsymbol{k} \times \boldsymbol{r}_i, \boldsymbol{i}, \boldsymbol{j}, \boldsymbol{k}] \in \mathbf{R}^{3 \times 6}$（其中，$\boldsymbol{r}_i$ 为踏板上 P_i 点相对于基坐标系 $O - xyz$ 的方向向量，$\boldsymbol{r}_i = [P_{ix}, P_{iy}, P_{iz}]^T$；$\boldsymbol{i}$ 为 x 轴方向单位向量，$\boldsymbol{i} = [1, 0, 0]^T$；$\boldsymbol{j}$ 为 y 轴方向单位向量，$\boldsymbol{j} = [0, 1, 0]^T$；$\boldsymbol{k}$ 为 z 轴方向单位向量，$\boldsymbol{k} = [0, 0, 1]^T$。

由此可推得

$$\dot{l}_i = \boldsymbol{u}_i \cdot \boldsymbol{G}_P^{P_i} \cdot \dot{P} = J_i \cdot \dot{P} \qquad (3.27)$$

式中，J_i 为第 i 根柔索对脚踏板运动的一阶影响系数，$J_i = \boldsymbol{u}_i \cdot \boldsymbol{G}_P^{P_i}$，且 $\boldsymbol{J} = [J_1, J_2, J_3, J_4]$ 为踏板运动的一阶影响系数矩阵。

由前文所述可知，此机器人动平台为 2R3T 型机构，拥有 5 个自由度，而上述所求得的一阶影响系数矩阵中有 6 个变量，它并非是一个显式表达式。为进一步求得其显示表达式，我们可对动平台运动做如下变换。

设整个运动过程中，动平台都处于可控范围之内，设 v 为动平台（脚踏板）中心 P 点的速度，ω 为动平台的角速度；$\boldsymbol{v}_i$ 为柔索连接点 P_i 相对于 P 点的矢径；v_{P_i} 为柔索连接点 P_i 的速度；$\boldsymbol{u}_i$ 为柔索 L_i 的单位方向矢量。则

$$v_{P_i} = v + \omega \times \boldsymbol{r}_i \qquad (3.28)$$

$$\boldsymbol{v}_i = v_{P_i} \cdot \boldsymbol{u}_i \qquad (3.29)$$

可得

$$\boldsymbol{v}_i = [(\boldsymbol{r}_i \times \boldsymbol{u}_i)^T \quad \boldsymbol{u}_i^T] \begin{bmatrix} \omega \\ v \end{bmatrix} \qquad (3.30)$$

对于 4 根柔索有

$$[v_P] = [\boldsymbol{J}][\omega \quad v]^T \qquad (3.31)$$

式中，$\boldsymbol{J}$ 为速度雅可比矩阵，即一阶影响系数矩阵 $\boldsymbol{J} \in \mathbf{R}^{4 \times 6}$。

为证明动平台运动空间与人体下肢末端运动的一一对应关系，我们推导出了 4×4 的速度雅可比矩阵。为此，我们用动平台上面局部坐标系 $P - x_P y_P z_P$ 的姿态参数 $x_P - y_P - z_P$ 的欧拉角 α, β, γ 的时间导数 $\{\dot{\alpha} \quad \dot{\beta} \quad \dot{\gamma}\}^T$ 表示动平台的角速度，动平台相对于整个机构的基坐标系 $O - xyz$ 的旋转变换矩阵用 $\boldsymbol{R}(t)$ 表示，则有

$$\boldsymbol{R}(t) = (\alpha, \beta, \gamma) = R_x(\alpha) R_y'(\beta) R_z''(\gamma)$$

$$= \begin{bmatrix} c\alpha c\beta & c\alpha s\beta s\gamma - s\alpha c\gamma & c\alpha s\beta c\gamma - s\alpha s\gamma \\ s\alpha c\beta & s\alpha s\beta s\gamma + c\alpha c\gamma & s\alpha s\beta c\gamma - c\alpha s\gamma \\ -s\beta & c\beta s\gamma & c\beta c\gamma \end{bmatrix} \tag{3.32}$$

$$\dot{\boldsymbol{R}}(t) = \boldsymbol{S}(\omega)\boldsymbol{R}(t) \tag{3.33}$$

式中,$\boldsymbol{S}(\omega)$为动平台运动的角速度算子矩阵,即

$$\boldsymbol{S}(\omega) = \begin{bmatrix} 0 & -\omega_z & \omega_y \\ \omega_z & 0 & \omega_x \\ \omega_y & \omega_x & 0 \end{bmatrix} \tag{3.34}$$

则可求得

$$\begin{cases} \omega_x = \dot{R}_{31}R_{21} + \dot{R}_{32}R_{22} + \dot{R}_{33}R_{23} \\ \omega_y = \dot{R}_{11}R_{31} + \dot{R}_{12}R_{32} + \dot{R}_{13}R_{33} \\ \omega_z = \dot{R}_{21}R_{11} + \dot{R}_{22}R_{12} + \dot{R}_{32}R_{13} \end{cases} \tag{3.35}$$

式中,绕轴z_P旋转的欧拉角 $\gamma = 0°$为一常量。由式(3.35)和旋转变换矩阵$\boldsymbol{R}(t)$的欧拉角,即可求出相应的欧拉角速度转换关系式,即

$$\begin{bmatrix} \omega_x \\ \omega_y \\ \omega_z \end{bmatrix} = \boldsymbol{A} \begin{bmatrix} \dot{\alpha} \\ \dot{\beta} \end{bmatrix} \tag{3.36}$$

式中,$\boldsymbol{A} = \begin{bmatrix} 0 & -s\alpha \\ 0 & c\alpha \\ 1 & 0 \end{bmatrix}$。

将式(3.36)代入式(3.31)中有

$$v_P = \boldsymbol{J}' \cdot \begin{bmatrix} \dot{\alpha} & \dot{\beta} & v \end{bmatrix}^T \tag{3.37}$$

式中,$\boldsymbol{J}' = \begin{bmatrix} (\boldsymbol{r}_1 \times \boldsymbol{u}_1)^T \cdot \boldsymbol{A} & \boldsymbol{u}_1^T \\ (\boldsymbol{r}_2 \times \boldsymbol{u}_2)^T \cdot \boldsymbol{A} & \boldsymbol{u}_2^T \\ (\boldsymbol{r}_3 \times \boldsymbol{u}_3)^T \cdot \boldsymbol{A} & \boldsymbol{u}_3^T \\ (\boldsymbol{r}_4 \times \boldsymbol{u}_4)^T \cdot \boldsymbol{A} & \boldsymbol{u}_4^T \end{bmatrix} \in \mathbf{R}^{4 \times 5}$。

由于绕轴x_P旋转的欧拉角 α 并非一个独立的转角,它是由动平台中心点 P 的位置所决定的,即 $\tan \alpha = b = \dfrac{P_y}{d - P_x}$。

则可知

$$v_P = \boldsymbol{J}'' \begin{bmatrix} \dot{\beta} & v \end{bmatrix}$$

式中, $\boldsymbol{J''} = \boldsymbol{J'} \cdot \boldsymbol{B} \in \mathbf{R}^{4\times4}, \boldsymbol{B} = \begin{bmatrix} 1 & 0 & 0 & 0 \\ 0 & 1 & 0 & 0 \\ 0 & 0 & 1 & 0 \\ \dfrac{b^2}{1+b^2} & \dfrac{1}{b(1+b^2)} & 0 & 0 \\ 0 & 0 & 0 & 1 \end{bmatrix} \in \mathbf{R}^{5\times4}$。

至此,机器人动平台的速度雅可比矩阵的显式表达式均已求解完成。

3. 含有刚性运动支链的柔索牵引下肢康复机器人加速度分析

当已知柔索末端点的运动速度,则对速度求一阶导数,可求得柔索运动的加速度。

对 $2l_i \dot{l}_i = 2\boldsymbol{L}_i \cdot \dot{\boldsymbol{L}}_i$ 再次求导,可得 $l_i \ddot{l}_i + \dot{l}_i^2 = \boldsymbol{L}_i \ddot{\boldsymbol{L}}_i + \dot{\boldsymbol{L}}_i \dot{\boldsymbol{L}}_i$,即

$$\ddot{l}_i = u_i \cdot a_{P_i} + [\boldsymbol{v}_{P_i}^{\mathrm{T}} \cdot v_{P_i} - \dot{l}_i^2 / l_i] \tag{3.38}$$

式中, a_{P_i} 为脚踏板上各点 P_i 的加速度。

令踏板中心点 P 的广义加速度为 $\ddot{\boldsymbol{P}} = [\varepsilon_x, \varepsilon_x, \varepsilon_x, a_y, a_z]^{\mathrm{T}}$,则

$$a_{P_i} = \boldsymbol{G}_P^{P_i} \cdot \ddot{\boldsymbol{P}} + \dot{\boldsymbol{P}}^{\mathrm{T}} \boldsymbol{H} \dot{\boldsymbol{P}} \tag{3.39}$$

式中, $\boldsymbol{H} = \begin{bmatrix} \boldsymbol{i} \times (\boldsymbol{i} \times \boldsymbol{r}_i) & \boldsymbol{j} \times (\boldsymbol{i} \times \boldsymbol{r}_i) & \boldsymbol{k} \times (\boldsymbol{i} \times \boldsymbol{r}_i) & \\ \boldsymbol{i} \times (\boldsymbol{j} \times \boldsymbol{r}_i) & \boldsymbol{j} \times (\boldsymbol{j} \times \boldsymbol{r}_i) & \boldsymbol{k} \times (\boldsymbol{j} \times \boldsymbol{r}_i) & [\boldsymbol{0}]_{3\times3\times3} \\ \boldsymbol{i} \times (\boldsymbol{k} \times \boldsymbol{r}_i) & \boldsymbol{j} \times (\boldsymbol{k} \times \boldsymbol{r}_i) & \boldsymbol{k} \times (\boldsymbol{k} \times \boldsymbol{r}_i) & \\ & [\boldsymbol{0}]_{3\times3\times3} & & [\boldsymbol{0}]_{3\times3\times3} \end{bmatrix} \in \mathbf{R}^{3\times6\times6}$

由此可得柔索加速度表达式为

$$\ddot{l}_i = J_i \ddot{\boldsymbol{P}} + \dot{\boldsymbol{P}}^{\mathrm{T}} \Big[\boldsymbol{u}_i^{\mathrm{T}} \cdot \boldsymbol{H} + \frac{1}{l} ((\boldsymbol{G}_P^{P_i})^{\mathrm{T}} \cdot \boldsymbol{G}_P^{P_i} - (\boldsymbol{G}_P^{P_i})^{\mathrm{T}} \boldsymbol{u}_i \boldsymbol{u}_i^{\mathrm{T}} \cdot \boldsymbol{G}_P^{P_i}) \Big] \cdot \dot{\boldsymbol{P}}$$

$$= J_i \ddot{\boldsymbol{P}} + \dot{\boldsymbol{P}}^{\mathrm{T}} U_i \dot{\boldsymbol{P}} \tag{3.40}$$

式中, U_i 为第 i 根柔索对踏板的二阶影响系数,即 $U_i = \boldsymbol{u}_i^{\mathrm{T}} \cdot \boldsymbol{H} + \dfrac{1}{l} ((\boldsymbol{G}_P^{P_i})^{\mathrm{T}} \cdot \boldsymbol{G}_P^{P_i} - (\boldsymbol{G}_P^{P_i})^{\mathrm{T}} \boldsymbol{u}_i \boldsymbol{u}_i^{\mathrm{T}} \cdot \boldsymbol{G}_P^{P_i})$,且 $\boldsymbol{U} = [U_1, U_2, U_3, U_4]$ 为二阶影响系数矩阵。

4. 柔索牵引并联机器人静力学分析

建立柔索牵引并联机器人的静力学力螺旋平衡方程,目的在于求得平衡骨盆所受外力的柔索拉力,为柔索弹性变形求解和机器人动力学分析做准备。由于力映射矩阵(即前文所论述的柔索映射矩阵)与雅可比矩阵是互为转置关系,而一阶影响系数矩阵即为雅可比矩阵,所以利用一阶影响系数矩阵可以建立骨盆的静力学平衡方程,即

$$\boldsymbol{F} = \boldsymbol{J}^{\mathrm{T}} \boldsymbol{T} \tag{3.41}$$

式中, $\boldsymbol{F}$ 为柔索牵引骨盆所受的力螺旋, $\boldsymbol{F} = [F_x, F_y, M_z]^{\mathrm{T}}$ (其中, F_x 为沿 x 轴方向外力; F_y 为沿 y 轴方向外力; M_z 为绕 z 轴方向力矩; $\boldsymbol{T}$ 为柔索拉力 t_i 组成的向量, $\boldsymbol{T} = [t_1 \quad t_2 \quad t_3 \quad t_4]^{\mathrm{T}}$)。

在该机器人中 $\boldsymbol{J}_i = \boldsymbol{u}_i \cdot \boldsymbol{G}_P^{P_i} = [u_x \quad u_y \quad \{\boldsymbol{r}_i \times \boldsymbol{u}_i\}_z]$,由其构成的矩阵 $\boldsymbol{J}^{\mathrm{T}}$ 为

$$J^{\mathrm{T}} = \begin{bmatrix} u_{1x} & u_{2x} & u_{3x} & u_{4x} \\ u_{1y} & u_{2y} & u_{3y} & u_{4y} \\ r_{ix} \cdot u_{iy} - r_{iy} \cdot u_{ix} & r_{ix} \cdot u_{iy} - r_{iy} \cdot u_{ix} & r_{ix} \cdot u_{iy} - r_{iy} \cdot u_{ix} & r_{ix} \cdot u_{iy} - r_{iy} \cdot u_{ix} \end{bmatrix} \quad (3.42)$$

该矩阵是 3×4 的矩阵,由于其不是方阵不存在逆阵,所以无法求解唯一的柔索拉力解,这是力冗余系统的自身特点,但其满足力矢量封闭原理。通过矩阵分析,利用矩阵的 Moore – Penrose 广义逆(即伪逆矩阵),当已知骨盆所受外力,可得柔索拉力为

$$T = (J^{\mathrm{T}})^{+} F + T_{\mathrm{nul}} \quad (3.43)$$

式中,$(J^{\mathrm{T}})^{+}$ 为 J^{T} 的 Moore – Penrose 广义逆;$(J^{\mathrm{T}})^{+} F$ 为式(3.41)的最小范数解;T_{nul} 为零空间 $N(J^{\mathrm{T}}) \in \mathbf{R}^{4 \times 1}$ 的一个分量,$J^{\mathrm{T}} T = 0$ 的通解,即式(3.41)的柔索拉力零空间解。

在这里根据伪逆矩阵的定义,零空间解 T_{nul} 可由 $(I_{4 \times 4} - (J^{\mathrm{T}})^{+} J^{\mathrm{T}}) T_{\mathrm{des}}$ 计算,其中 $T_{\mathrm{des}} = \begin{bmatrix} T_{1\mathrm{des}} & T_{2\mathrm{des}} & T_{3\mathrm{des}} & T_{4\mathrm{des}} \end{bmatrix}^{\mathrm{T}}$ 为任意向量,可见对完全约束定位机构的柔索牵引机器人,可以对其柔索拉力进行任意的规划,从而满足机器人系统对柔索拉力的控制。本书中直接引用了零空间的定义,即零空间由 0 值奇异值对应的右奇异向量构成,通过 Matlab 命令 $\mathrm{null}(J^{\mathrm{T}})$ 可以计算 J^{T} 的标准正交零空间矢量,此时对 $\mathrm{null}(J^{\mathrm{T}})$ 乘以一个大于 0 的任意常数 λ(保证柔索拉力为正),所得 $\lambda \cdot \mathrm{null}(J^{\mathrm{T}})$ 即为零空间的一个分量,只要常数 λ 选择恰当,所计算的结果能够与 $(I_{4 \times 4} - (J^{\mathrm{T}})^{+} J^{\mathrm{T}}) T_{\mathrm{des}}$ 的计算结果相匹配。

从静力学力螺旋平衡方程(3.39)中可以看出,当已知每一根柔索拉力,在确定的位姿处可以求得骨盆所受外力螺旋,即存在唯一静力学正解;而从静力学逆解式(3.41)可知,已知骨盆所受外力螺旋,不能求得柔索拉力唯一解,还需要定义一定的限制条件,才能保证柔索拉力解的唯一性。一般情况下,通过对零空间拉力解的规划可以保证柔索最小拉力解的实现,既保证了柔索工作的条件,又使逆解可求。

3.3　欠约束柔索牵引下肢康复机器人控制特性分析

3.3.1.　柔索机构圆周运动状态仿真

在该仿真实验中,通过完成机构圆周轨迹仿真分析,表明逆运动学分析无误,为复杂运动的仿真提供了可靠的理论支持;另外圆周康复运动能够对大腿和髋部肌肉进行有效协调和调动,对人体下肢肌肉康复具有积极意义。

设踏板做平面圆周运动,圆心为(800,150,−325),圆周半径为 200 mm,脚踏板速度设置为 125.6 mm/s,整个过程的姿态保持不变,即 $\alpha = \beta = \gamma = 0$,运动周期为 10 s,运动起始位置为(1 000,150,−325),然后平行于 xOz 平面旋转两圈,在(1 000,150,−325)点运动结束。4 根柔索长度、速度、加速度,脚踏板坐标变化及运动轨迹仿真结果如图 3.11 至图 3.17 所示。

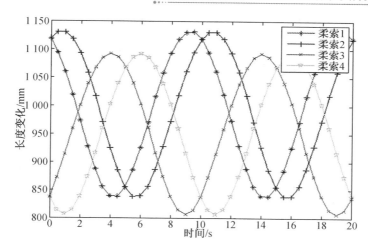

图 3.11　柔索长度变化曲线

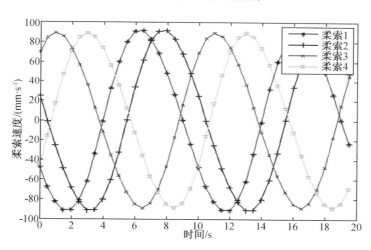

图 3.12　柔索速度变化曲线

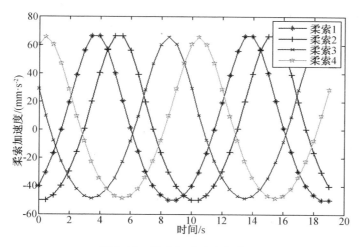

图 3.13　柔索加速度变化曲线

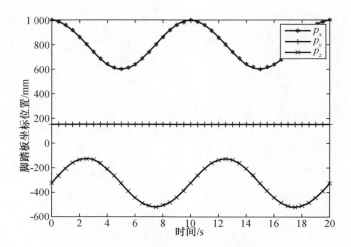

图 3.14　脚踏板坐标变化曲线

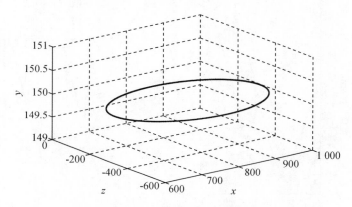

图 3.15　脚踏板运动轨迹

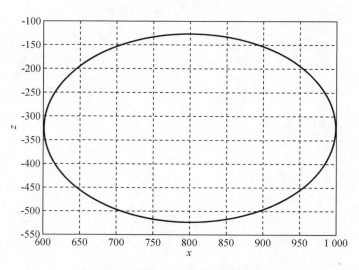

图 3.16　脚踏板在 xOz 面的投影轨迹

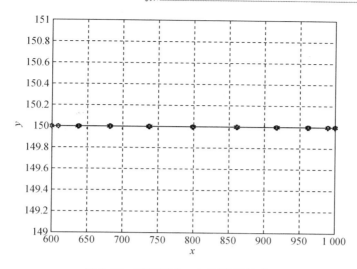

图 3.17　脚踏板在 xOy 面投影轨迹

整个患者康复机构的控制单元对称布置,柔索 1 和 2 位于一侧,柔索 3 和 4 位于另一侧。从图 3.11 至图 3.13 中可以看出,每根柔索的运动参数呈现周期性变化,并且每根柔索的运动参数范围与圆周运动一致。在 $0 \sim \dfrac{T}{4}$ 时间段,柔索 1 和 2 的长度减小,速度为负,而柔索 3 和 4 的长度增加,速度为正,表明此时脚踏板远离柔索 1 和 2,靠近柔索 3 和 4,柔索 1 和 2 的加速度从负变为正,表明柔索速度变为零,柔索长度将沿相反方向变化,柔索 3 和 4 与上述同理;在 $\dfrac{T}{4} \sim \dfrac{T}{2}$ 时间段,4 根柔索的长度变化均到达峰值且开始反向变化,4 根柔索的速度也同样到达峰值开始减小(其到达峰值时间与长度到达峰值时间不同),加速度也在此时间段内抵达峰值,综合说明脚踏板运动将进入圆周运动的后半周;在 $\dfrac{T}{2} \sim T$ 时间段,脚踏板进入圆周运动后半周,其柔索的运动参数变化趋势与 $0 \sim \dfrac{T}{2}$ 时间段相反。

在图 3.14 中,脚踏板在全球坐标系中的坐标变化是周期性的,x 轴的变化以 800 mm 为中心,z 轴的变化以 -325 mm 为中心,y 轴的坐标并没有变化,图像都符合实际情况。图 3.15 至图 3.17 表明脚踏板的运动轨迹与所设定的圆周运动结果一致。通过以上对柔索长度、速度、加速度及脚踏板中心位置变化的分析,其与实际相符,证实了运动学推导的正确性,为后续仿真实验奠定了基础。

3.3.2 柔索机构内收外展运动仿真

本次仿真按照人体下肢内收外展康复训练的规划轨迹,并使用逆运动学推导出柔索长度、速度和加速度的数学变化,这将应用于患者的康复,是本书主要研究的康复轨迹,然后对 4 根柔索的运动参数及脚踏板轨迹进行仿真。其仿真结果如图 3.18 至图 3.24 所示。

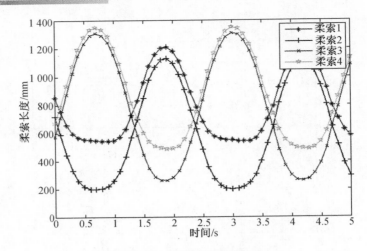

图 3.18　柔索长度变化曲线

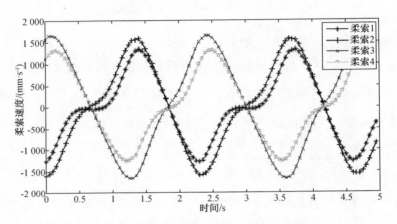

图 3.19　柔索速度变化曲线

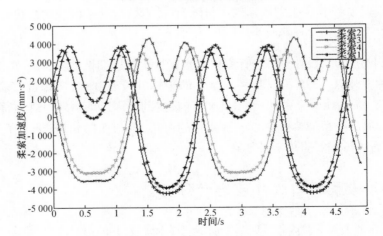

图 3.20　柔索加速度变化曲线

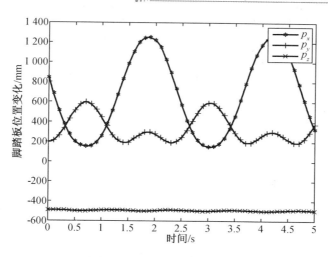

图 3.21　脚踏板坐标变化曲线

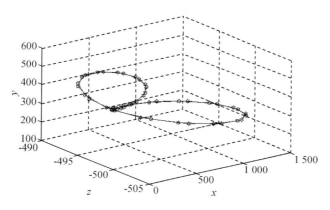

图 3.22　脚踏板三维运动轨迹

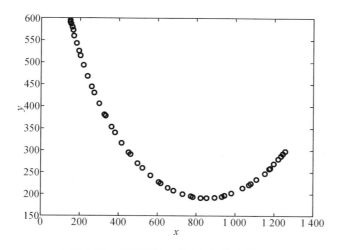

图 3.23　脚踏板在 *xOy* 面的轨迹投影

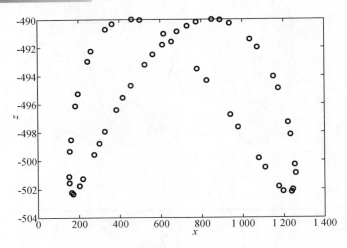

图3.24 脚踏板在 xOz 面的轨迹投影

从图3.18至图3.20中可得:4根柔索的运动参数均呈现周期性变化,符合内收外展康复运动的连续性与周期性;柔索长度变化范围在200~1 400 mm,其变化符合所设计的机构整体尺寸,可有效利用工作空间;4根柔索的速度、加速度曲线均变化平稳,反映出在康复过程中电机的平稳运行,无突变载荷出现,对患者安全性较高。在 $0 \sim \dfrac{T}{4}$ 时间段,柔索1、2长度减小,柔索3、4长度增加,表明脚踏板正在向 B_1、B_2 点运动,此时柔索1、2速度从负值变化到零,柔索3、4速度由正值变化到零,表明柔索长度变化即将到达极限,将向反向转变,即外展运动即将达到最高点;在 $\dfrac{T}{4} \sim \dfrac{T}{2}$ 时间段,脚踏板从外展运动的最高点向起始点回复运动,4根柔索变化趋势与前 $0.25T$ 相反;在 $\dfrac{T}{2} \sim \dfrac{3T}{4}$ 时间段,柔索1、2长度持续增加,柔索3、4长度持续减小,反映出脚踏板正在向 B_3、B_4 点运动,即开始内收运动,柔索1、2速度由正值向零点变化,柔索3、4速度由负值向零点转变,说明内收运动即将到达极限点;在 $\dfrac{3T}{4} \sim T$ 时间段的运动与前 $0.25T$ 相反,这里不再详述。在运动过程中,柔索1和2、柔索3和4幅值相差较大,主要与在进行轨迹规划时脚踏板运动位置有关;柔索1和2、柔索3和4的速度、加速度在某时间段内变化趋势几乎一致(曲线平行),这与机构整体布置及人机轨迹规划密切相关。在图3.21中,脚踏板坐标均为周期性变化,坐标 p_y 的变化在一个周期出现两次峰值,但峰值不同,表明外展运动所需空间更大,可变角度较大,对大腿内侧肌肉将会有更好的康复效果。图3.22至图3.24则显示出内收外展运动的轨迹变化,其与前文FAB系统的采集轨迹相近,与修正后的人机轨迹规划趋势一致。

3.4 柔索牵引下肢康复机器人工作空间分析

本节以欠约束柔索牵引骨盆运动控制机器人为例分析其工作空间。其沿垂直轴方向移动控制的柔索布置很简单,而水平面所控制的运动是1R2T自由度类型,由4根柔索构成最小完全约束定位机构(CRPMs)实现牵引。其柔索牵引结构布置方案对动平台的可控工作空间具有很大影响,而可控工作空间决定了骨盆运动轨迹的可实现性,由静力学满足可控性要求(即满足柔索牵引过程中始终承受拉力)所确定的可控工作空间,其动力学工作空间(以加速度运行)一定落在该可控工作空间范围内;同时柔索布置方案也影响柔索拉力的控制性能。水平面CRPMs柔索结构布置形式有很多种,现以一种典型可用方案为对象,利用数值解法通过仿真确定骨盆的可控工作空间,如图3.25所示。

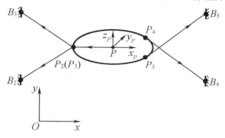

图 3.25 柔索牵引结构布置方案

依据骨盆运动范围,考虑尽量节省机器人占地空间。令实际柔索与过轮连接点的坐标(B_i),即框架结构被限制在(相对于固定坐标系 $O-xyz$,单位为 mm)$\{x,y \mid x \in [-850, 850], y \in [-550,550]\}$ 范围内,方案为 $B_2 = (-850, -550)$、$B_3 = (-850,550)$、$B_4 = (850, -550)$、$B_5 = (850,550)$。设定骨盆与柔索连接点的坐标(P_i)(相对于局部坐标系 $P-x_p y_p z_p$,单位为 mm),方案为 $P_2 = P_3 = (-120,0)$、$P_4 = (120,100)$、$P_5 = (120,-100)$。

3.4.1 可控工作空间分析

柔索牵引机器人的工作空间是指动平台处于特定位姿时,由力平衡方程判断柔索拉力是否能够保证都大于零,如果能够保证柔索拉力都大于零,说明该位姿在工作空间内,否则该位姿不属于该机器人的工作空间。在这里事先确定骨盆的姿态角,然后在保证该姿态角的情况下使骨盆位置遍及机构的整个框架平面,即上述机械结构所确定的范围$\{x,y \mid x \in [-850, 850], y \in [-550,550]\}$,在各个位置处判断各根柔索的拉力是否为正,该值通过映射矩阵的标准正交零空间矢量是否全为正进行判断。

当骨盆姿态角 $\theta = 0°$ 时,利用 Matlab 进行仿真,可得可控工作空间如图3.26,从图中可以看出,其4个点位置大约为$\{(-710, -550), (-710,550), (710,270), (710,-270)\}$。

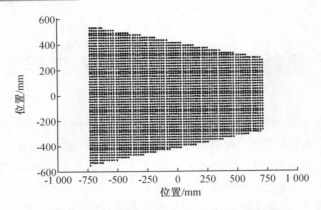

图 3.26 骨盆姿态角 $\theta = 0°$ 时的可控工作空间

当骨盆姿态角 $\theta = 6°$ 时进行仿真,可得可控工作空间如图 3.27 所示(当姿态角 $\theta = -6°$ 时,工作空间与上述空间对称),从图中可以看出,在该姿态情况下,能保证适应骨盆运动过程中存在更大的转角姿态,说明方案适合实现在水平面内对骨盆运动的牵引。

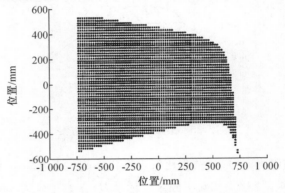

图 3.27 骨盆姿态角 $\theta = 6°$ 时的可控工作空间

3.4.2 可控工作空间质量分析

1. 骨盆康复机器人工作空间

根据可控工作空间的大小,确定了水平面内 4 根柔索的牵引布置方案。现进一步分析该柔索布置方案的工作空间质量,从而明确其受力性能。针对该方案布置形式,分析实际工作空间距离可控工作空间的边界,考虑映射矩阵的标准正交零空间矢量,在可控工作空间内其元素最大值小于 1、最小值大于 0。当骨盆位于可控工作空间边界时,零空间矢量至少存在一元素为 1 或 0,即柔索拉力为无穷大或零。定义可控工作空间的质量系数 d_σ 为

$$d_\sigma = 1 - 2 \times \max_{1 \leqslant i \leqslant 4} \left(\left| N(i) - \frac{1}{2} \right| \right) \tag{3.44}$$

式中,$N(i)$ 为映射矩阵的零空间矢量元素。

骨盆处于可控工作空间的边界时，$d_\sigma = 0$；处于可控工作空间的中央时，$d_\sigma = 1$。因此，d_σ的大小可直接衡量骨盆的位姿离可控工作空间边界的远近，d_σ值越大，表明骨盆的位姿离可控工作空间边界越远，则该位姿的质量越好。该质量系数同时也能够进一步反映柔索拉力之间的大小关系。

当骨盆姿态角$\theta = 0°$时进行仿真，可控工作空间的质量系数分布如图 3.28 所示，从图中可以看出，中心位置质量最好，越向外质量越差，在该姿态时骨盆实际运动范围$\{x,y \mid x \in [-75, 75], y \in [-75,75]\}$内具有很好的质量系数，几乎所有$d_\sigma$均大于0.8。

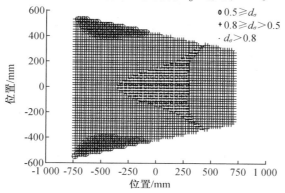

图 3.28　骨盆姿态角 $\theta = 0°$ 时质量系数分布

当骨盆姿态角$\theta = 6°$时进行仿真，可控工作空间的质量系数分布如图 3.29 所示，从图中可以看出，骨盆姿态发生改变影响可控工作空间的质量系数，姿态角越大其可控工作空间质量越差，但在骨盆姿态角$\theta = 6°$时，骨盆运动范围内还能够保证具有较好的质量系数，几乎所有d_σ仍然大于0.8。

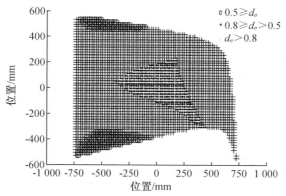

图 3.29　骨盆姿态角 $\theta = 6°$ 时质量系数分布

从上述仿真分析可以看出，针对步态康复训练时骨盆的运动空间，水平面内柔索布置的方案具有较好的拉力性能，满足机器人系统要求。

2. 下肢步态康复机器人工作空间

考虑到下肢康复机器人在实际工作状态时每根柔索都处于张紧的状态,并且柔索的最大张力在下肢康复机器人规定的安全范围内,所以其工作空间并不仅仅是机器人的机构尺寸确定的工作空间。同时所设计的下肢康复机器人是含有刚性运动支链的柔索牵引下肢康复机器人,滚珠丝杠使得柔索 3 的位置在不同的设计方式中有不同的工作空间。下面对 α 为柔索 1、2 的角平分线的工作空间与 α 为可优化角的工作空间做比较分析。

由于柔索只能承受单向拉力,所以为保证下肢康复机器人在康复训练中安全稳定,柔索拉力应始终大于 30 N,即 $F_{min} = 30$ N,同时柔索拉力不能超过柔索的最大拉力。现在考虑患者在康复训练过程中的柔顺性与安全性,柔索拉力最大不超过 300 N,即 $F_{max} = 300$ N。为增大机器人的工作空间,将过轮 1、过轮 2 分别置于 $B_1(0, 1\,000)$、$B_2(2\,000, 1\,000)$ 两点,滚珠丝杠位于 x 轴方向,通过绞盘调节患者在机器人中的位置,使人体的髋关节在坐标 $(1\,100, 1\,000)$ 处,建立的人体下肢康复训练简图如图 3.30 所示。

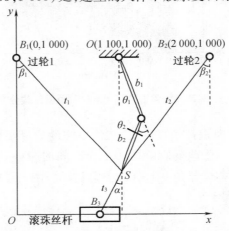

图 3.30　人体下肢康复训练简图

在图 3.30 中,滚珠丝杠滑块的过轮决定柔索 3 的方向,为保证柔索 3 的方向在柔索 1 延长线和柔索 2 延长线的夹角内,柔索 3 应在柔索 1 与柔索 2 的角平分线上。B_3 点坐标为 $(b_3, 0)$,则 b_3 可以表示为

$$b_3 = S_x - S_y \tan \alpha \tag{3.45}$$

式中,S_x、S_y 分别为脚踝点 S 的 x 方向坐标和 y 方向坐标;α 为柔索 3 与竖直方向的夹角。

由于滚珠丝杠的滑块行程范围为 0 ~ 2 000 mm,则 b_3 的取值范围为

$$0 \leqslant b_3 \leqslant 2\,000 \tag{3.46}$$

在图 3.30 中,当柔索 3 在柔索 1 与柔索 2 的角平分线上时,根据角度关系求得

$$\alpha = \frac{\pi}{2} - \beta_2 - \frac{\pi - \beta_1 - \beta_2}{2} \tag{3.47}$$

整理后得到

$$\alpha = \frac{\beta_1 - \beta_2}{2} \tag{3.48}$$

式中,β_1、β_2 分别为柔索 1、柔索 2 与竖直方向的夹角。

根据角度关系整理得到

$$\beta_1 = \arctan \frac{S_x}{1\ 000 - S_y} \tag{3.49}$$

$$\beta_2 = \arctan \frac{2\ 000 - S_x}{1\ 000 - S_y} \tag{3.50}$$

柔索 1 的向量可表示为 $\boldsymbol{r}_1 = B_1 - S$,柔索 2 的向量可表示为 $\boldsymbol{r}_2 = B_2 - S$,柔索 3 的向量可表示为 $\boldsymbol{r}_3 = B_3 - S$。$\boldsymbol{r}_1$ 与 $\boldsymbol{r}_3$ 的夹角为 γ_2,$\boldsymbol{r}_3$ 与 $\boldsymbol{r}_2$ 的夹角为 γ_1,$\boldsymbol{r}_2$ 与 $\boldsymbol{r}_1$ 的夹角为 γ_3。则由向量夹角公式求得

$$\gamma_1 = \arccos\left(\frac{\boldsymbol{r}_2 \cdot \boldsymbol{r}_3}{|\boldsymbol{r}_2||\boldsymbol{r}_3|}\right) \tag{3.51}$$

$$\gamma_2 = \arccos\left(\frac{\boldsymbol{r}_1 \cdot \boldsymbol{r}_3}{|\boldsymbol{r}_1||\boldsymbol{r}_3|}\right) \tag{3.52}$$

$$\gamma_3 = \arccos\left(\frac{\boldsymbol{r}_1 \cdot \boldsymbol{r}_2}{|\boldsymbol{r}_1||\boldsymbol{r}_2|}\right) \tag{3.53}$$

柔索牵引下肢康复机器人在最大工作空间时,三根柔索拉力矢量为 $\boldsymbol{F}_1$、$\boldsymbol{F}_2$、$\boldsymbol{F}_3$,其柔索拉力的方向为柔索矢量 $\boldsymbol{r}_1$、$\boldsymbol{r}_2$、$\boldsymbol{r}_3$ 所成的方向。由正弦定理求得柔索 3 的驱动力大小为

$$|\boldsymbol{F}_3| = \frac{|\boldsymbol{F}_1|\sin\gamma_1}{\sin\gamma_3} = \frac{|\boldsymbol{F}_2|\sin\gamma_2}{\sin\gamma_3} \tag{3.54}$$

在柔索牵引下肢康复机器人的工作空间内,柔索 1 和柔索 2 的矢量和所能达到的最大值为

$$|\max(\boldsymbol{F}_1 + \boldsymbol{F}_2)| = \min\left(F_{\max}\frac{\sin\gamma_1}{\sin\gamma_3}, F_{\max}\frac{\sin\gamma_2}{\sin\gamma_3}\right) \tag{3.55}$$

整理得

$$|\max(\boldsymbol{F}_1 + \boldsymbol{F}_2)| = \frac{F_{\max}}{\sin\gamma_3}\min(\sin\gamma_1, \sin\gamma_2) \tag{3.56}$$

在柔索牵引下肢康复机器人的工作空间内,由于三根柔索拉力的矢量构成闭合三角形的关系,应满足关系

$$|\max(\boldsymbol{F}_1 + \boldsymbol{F}_2)| \geq T_{\min} = 30\ \text{N} \tag{3.57}$$

联立式(3.51)至式(3.57),利用 Matlab 求解 α 为可优化角的工作空间,如图 3.31(b)所示。比较图 3.31(a)和图 3.31(b)可以看出,当 α 为柔索 1、2 的角平分线时工作空间要比 α 为可优化角的工作空间要小,所以将 α 作为可优化角进行优化,可以增加含有刚性运动支链的柔索牵引下肢康复机器人的工作空间,具有较高的研究价值。

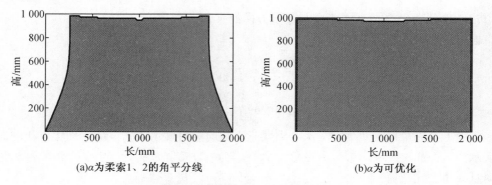

(a)α为柔索1、2的角平分线　　　　　　(b)α为可优化

图 3.31　柔索牵引机器人的工作空间

3.5　柔索牵引下肢康复机器人动力学分析

在柔索牵引系统理论分析过程中,如工作空间、运动学、动力学、拉力优化、轨迹规划和控制策略等方面的研究,一般情况下均未考虑柔索自身刚度,即认为柔索的刚度为无穷大。但实际柔索具有一定的弹性,与刚性支撑系统相比,系统刚度低,要具有实际工程应用价值,系统必须具有足够的刚度,同时还要保证在牵引过程中系统具有一定的稳定性和稳态精度,所以研究柔索刚度对系统性能的影响将为系统正常工作提供保障。

3.5.1　柔索牵引下肢康复机器人静态刚度分析

1. 柔索刚度对机器人静态刚度的影响

在柔索牵引机器人系统中,一个可控的空间位姿上的柔索的拉力为 $\boldsymbol{T} = \begin{bmatrix} t_1 & t_2 & \cdots & t_m \end{bmatrix}^{\mathrm{T}}$($m$ 为牵引柔索的根数,t_i 为第 i 根柔索的拉力),根据静力学平衡方程可知,它产生作用于动平台上的外力为 $\boldsymbol{F} = \boldsymbol{J}^{\mathrm{T}}\boldsymbol{T}$,对该方程两边求微分得

$$\mathrm{d}\boldsymbol{F} = \mathrm{d}\boldsymbol{J}^{\mathrm{T}}\boldsymbol{T} + \boldsymbol{J}^{\mathrm{T}}\mathrm{d}\boldsymbol{T} = \boldsymbol{J}^{\mathrm{T}}\mathrm{d}\boldsymbol{T} \tag{3.58}$$

这里 $\mathrm{d}\boldsymbol{T} = \mathrm{d}\begin{bmatrix} t_1 & t_2 & \cdots & t_m \end{bmatrix}^{\mathrm{T}}$,由于柔索 i 的刚度为 k_i,则各根柔索的拉力和变形之间满足关系

$$\mathrm{d}t_i = k_i \mathrm{d}l_i \tag{3.59}$$

令动平台在空间位姿上的静态刚度矩阵为 $\boldsymbol{K}$,则力 $\boldsymbol{F}$ 在笛卡儿空间的线性微分 $\mathrm{d}\boldsymbol{F}$ 与动平台动坐标系(参考点 P)的位姿 P 的线性微分 $\mathrm{d}P$ 满足关系式

$$\mathrm{d}\boldsymbol{F} = \boldsymbol{K}\mathrm{d}P \tag{3.60}$$

考虑到 $\mathrm{d}P$ 和 $\mathrm{d}L$ 的映射关系即为速度映射关系的一阶影响系数矩阵,则

$$\mathrm{d}L = \boldsymbol{J}\mathrm{d}P \tag{3.61}$$

联立式(3.58)、式(3.59)、式(3.61),并与式(3.60)对照,可将动平台静态刚度矩阵表示为

$$K = J^{\mathrm{T}} \mathrm{diag}[k_1 \quad k_2 \quad \cdots \quad k_m] J = J^{\mathrm{T}} k J \tag{3.62}$$

式中,k 为柔索刚度矩阵。

从式(3.62)可以看出,动平台的静态刚度取决于动平台所处的位置、柔索布置方案和柔索本身的刚度。

固定位姿处的刚度矩阵能够描述各方向刚度的大小及各方向刚度的耦合情况,为进一步描述系统空间静态刚度的分布情况,引入静态刚度矩阵的条件数 $C(K)$,即

$$C(K) = \sqrt{\frac{\lambda_{\max}}{\lambda_{\min}}} \tag{3.63}$$

式中,$\lambda_{\max}$ 为刚度矩阵最大特征值;$\lambda_{\min}$ 为刚度矩阵最小特征值。

静态刚度矩阵的条件数能反映出各方向刚度的大小关系,给出刚度非各向同性的信息,但不能衡量平均刚度的大小。下面定义特征值的"距离",即刚度矩阵特征值的二阶范数 $D(K)$,即

$$D(K) = \sqrt{\sqrt{\lambda_1^2 + \lambda_2^2 + \cdots + \lambda_m^2}} \tag{3.64}$$

式中,λ_i 为刚度矩阵特征值。该参数能反映固定位姿总体刚度情况,即平均刚度。

针对水平面内柔索牵引骨盆运动控制机器人方案,选择牵引柔索型号为 MIL - W - 83420D、直径 1 mm、弹性模量为 206 GPa 的航空钢丝绳。当骨盆位姿为 $\{0,0,0\}$ 时,依据式(3.62),利用 Matlab 软件计算系统静态刚度矩阵 K(单位:N·mm^{-1}),即

$$K = 1.0^6 \times \begin{bmatrix} 0.000\ 2 & 0 & 0 \\ 0 & 0.000\ 1 & 0.009\ 5 \\ 0 & 0.009\ 5 & 4.786\ 8 \end{bmatrix}$$

从矩阵中可以发现 $K(1,2) = K(1,3) = K(2,1) = K(3,1) = 0$,表明骨盆在该位姿处沿矢状轴移动的刚度与其他自由度方向的刚度不耦合,即骨盆沿矢状轴移动不会产生沿冠状轴和绕垂直轴的外力,这是因为骨盆在该位姿处柔索布置结构关于矢状轴对称;而 $K(2,3) = K(3,2) \neq 0$,表明沿冠状轴移动和绕垂直轴转动之间的刚度存在耦合,与 $K(2,2)$ 相比不难发现,这种耦合刚度比沿冠状轴移动自身刚度要大,说明沿冠状轴小的移动会产生绕垂直轴大的转角;刚度最大值出现在 $K(3,3)$ 位置,表明绕垂直轴的转动刚度最大。求解刚度矩阵的特征向量为

$$\nu = \begin{bmatrix} 0 & 0 & 1.000\ 0 \\ 0.002\ 0 & 1.000\ 0 & 0 \\ 1.000\ 0 & -0.002\ 0 & 0 \end{bmatrix}$$

其表征解耦后的方向矢量。刚度矩阵特征值为

$$\lambda = 10^6 \times (4.786\ 8 \quad 0.000\ 1 \quad 0.000\ 2)$$

其表征对应解耦后方向矢量的刚度系数。综合考虑特征向量和特征值可以得出沿冠状轴移动和绕垂直轴转动的刚度耦合关系及大小。第三个特征向量代表沿矢状轴的移动方向,它是一个主方向,也说明与其他方向刚度不耦合。刚度矩阵条件数为

$$C(K) = 204.138\ 7$$

刚度矩阵特征值"距离"为

$$D(K) = 4.786\ 8 \times 10^6$$

综合考虑上述两个参数，$D(K)$ 表明平均刚度较好；$C(K)$ 表明各方向的刚度系数相差较大，从另一个侧面反映出 $D(K)$ 较好是因为其中一个单一方向刚度系数占主导。

2. 柔索最小拉力对机器人静态刚度的影响

上文分析骨盆的静态刚度时仅考虑了柔索刚度的影响，没有考虑柔索拉力对静态刚度的影响，即没有考虑一阶影响系数矩阵的变化，分析该影响因素可为能否通过力控制实现对骨盆静态刚度的控制做好理论准备。

（1）柔索拉力对并联机器人静态刚度的影响

在柔索牵引系统中，通过微分变换并利用虚功原理分析了系统静态刚度的影响因素，得出动平台静态刚度的表达式为

$$K = J^{\mathrm{T}} k J + QT \tag{3.65}$$

式中，Q 为由柔索布置和平台位置决定的变换矩阵。

从式（3.65）可以看出，动平台的静态刚度取决于柔索刚度和柔索拉力，且两影响因素是相互独立的。但上述方程推导过程将 $\dfrac{L}{l+\mathrm{d}l}$ 等效成 $\dfrac{L}{l}$，并没有考虑分母中柔索长度的变化，所以其正确性有待于进一步验证。

在此利用成熟的功率平衡法分析柔索拉力对骨盆所处位姿静态刚度的影响。针对骨盆所处位姿，由柔索的初始长度求得各根柔索的刚度系数 k_1、k_2、k_3 和 k_4，考虑到一般情况下 $\dfrac{ES_i}{l_{0i}}$ 远大于 $\dfrac{t_i}{l_{0i}}$（由柔索强度决定），可以应用硬弹簧近似理论。柔索所储存的势能为

$$V_{\mathrm{sp}} = \sum_{i=1}^{4} \frac{1}{2} k_i \Delta_i^2 \tag{3.66}$$

式中，Δ_i 为柔索 i 在拉力作用下的变形量，且

$$\Delta_i = \boldsymbol{u}_i^{\mathrm{T}} \cdot \left(\begin{bmatrix} \cos\theta & -\sin\theta \\ \sin\theta & \cos\theta \end{bmatrix} \cdot \boldsymbol{r}_i + \begin{bmatrix} x \\ y \end{bmatrix} \right)$$

$$= \{u_i\}_x (\cos\theta\{r_i\}_x - \sin\theta\{r_i\}_y) + \{u_i\}_y (\sin\theta\{r_i\}_x + \cos\theta\{r_i\}_y) + \{u_i\}_x x + \{u_i\}_y y \tag{3.67}$$

将式（3.67）代入式（3.66）中，并对系统势能 V_{sp} 进行二次求导可得系统刚度矩阵 $\left(\text{如元素 } K_{11} = \dfrac{\partial^2 V_{\mathrm{sp}}}{\partial x^2} = \sum_{i=1}^{4} k_i \{u_i\}_x^2\text{，其他未列出}\right)$，该矩阵由柔索刚度所决定，其结果与式（3.61）相同。

骨盆处于静态位姿时，应考虑柔索拉力对骨盆静态刚度的影响。在柔索拉力不为负的情况下，柔索拉力做功为

$$V_{\mathrm{gr}} = \sum_{i=1}^{4} t_i \Delta_i \tag{3.68}$$

将式（3.67）代入式（3.68）中，对 V_{gr} 进行二次求导可得

$$K_{11} = \frac{\partial^2 V_{\mathrm{gr}}}{\partial x^2} = 0$$

$$K_{22} = \frac{\partial^2 V_{gr}}{\partial y^2} = 0$$

$$K_{33} = \frac{\partial^2 V_{gr}}{\partial x^2} = \sum_{i=1}^{4} - t_i \left(\{u_i\}_x \{r_i\}_x + \{u_i\}_y \{r_i\}_y \right)$$

$$K_{12} = K_{21} = \frac{\partial^2 V_{gr}}{\partial x \partial y} = 0$$

$$K_{13} = K_{31} = \frac{\partial^2 V_{gr}}{\partial x \partial \theta} = 0$$

$$K_{23} = K_{32} = \frac{\partial^2 V_{gr}}{\partial y \partial \theta} = 0$$

从得到的结果可以看出,柔索拉力对沿矢状轴和冠状轴移动刚度没有影响,仅对骨盆的转动刚度有影响,同时产生的刚度不存在耦合现象;从转动刚度的表达式可以发现,该刚度不仅取决于柔索拉力,还取决于柔索布置方案和骨盆所处的位姿,具有非线性特性。考虑到其中 $\{r_i\}_x$、$\{r_i\}_y$ 和 t_i 与柔索刚度 k_i 相比非常小,且 $\{u_i\}_x$ 和 $\{u_i\}_y$ 还存在正负相抵消情况,所以柔索拉力对骨盆静态刚度影响不是很大。

（2）柔索拉力对柔索刚度的影响

骨盆处于固定位姿时,柔索变形后的长度是一定的,其可由逆运动学方程可计算得到。柔索变形量的大小取决于柔索刚度和柔索拉力,可见柔索拉力的大小一定程度影响了柔索自由长度,从而影响了柔索刚度,所以在确定的变形后柔索长度下,柔索刚度和柔索拉力是相互影响的。变形条件列方程为

$$\frac{ES_i}{l_i - \Delta l_i} \cdot t_i = \Delta l_i \tag{3.69}$$

式中,Δl_i 为柔索承受拉力时的变形量,$\Delta l_i = l_i - l_{0i}$。

考虑柔索的硬弹簧特性,求解方程可得

$$\Delta l_i = \frac{l_i - \sqrt{l_i^2 - 4ES_i t_i}}{2} \tag{3.70}$$

从式（3.69）、式（3.70）中可以看出,增大柔索拉力,柔索表现出的刚度将增大,该值与柔索的弹性模量、横截面积和变形后的长度有关,即柔索弹性对柔索拉力影响骨盆静态刚度具有一定作用,可见,在进行柔索拉力控制过程中,可以通过增大柔索拉力零空间解来提高柔索刚度。因此说明影响骨盆静态刚度的因素包括柔索刚度和柔索所受拉力,且两者并不是相互独立的。

3. 静态刚度仿真分析

根据水平面内柔索牵引骨盆运动控制机器人方案,令骨盆位姿为 $\{0,0,0\}$ 时,惯性参数为 $M = 70\ kg$、$J = 0.638\ kg \cdot m^2$;通过选择不同直径（1 mm 和 3 mm）的上述航空钢丝绳作为牵引柔索来实现不同的柔索单位刚度,分别取柔索拉力为（单位:N）$\{50,50,53.47,53.47\}$ 和 $\{1\ 000,1\ 000,1\ 069.4,1\ 069.4\}$。利用 ADAMS 软件建立系统机构模型,用以仿真分析柔索刚度、柔索拉力对骨盆静态刚度的影响。在此通过 ADAMS/Linear 模块求解系统的固有频率,从而表征系统的刚度,其系统固有频率见表3.1。对比表中数据可以看

出,系统刚度主要由柔索刚度决定,而柔索拉力对系统刚度有一定的影响,随着柔索拉力的增大,系统静态刚度略有增加,其中对沿矢状轴、冠状轴移动频率影响很小,仿真结果与功率平衡法所计算结果略有差异,其误差是由硬弹簧假设引起的,但该影响很小,不会影响硬弹簧假设理论的正确性;而对绕垂直轴移动频率的影响除硬弹簧假设理论的影响之外,$\{r_i\}_x$、$\{r_i\}_y$ 和 t_i 与柔索刚度相比非常小,且还存在正负相抵消情况,所以该影响也不是很大。

表 3.1　不同状态下系统的固有频率　　　　　　　单位:Hz

仿真条件	沿矢状轴	沿冠状轴	绕垂直轴
$d = 1$ mm $T = \{0,0,0,0\}$	8.488 4	6.306 7	14.093 0
$d = 3$ mm $T = \{0,0,0,0\}$	25.465 2	18.920 0	42.279 0
$d = 1$ mm $T = \{50,50,53.47,53.47\}$	8.490 3	6.313 3	14.110 2
$d = 1$ mm $T = \{1\,000,1\,000,1\,069.4,1\,069.4\}$	8.525 8	6.435 3	14.433 9
$d = 3$ mm $T = \{1\,000,1\,000,1\,069.4,1\,069.4\}$	25.477 7	18.964 2	42.393 5

综上可以看出,仅通过设置柔索拉力的大小来实现骨盆静态刚度控制的效果并不明显。

3.5.2　柔索牵引下肢康复机器人动力学分析

柔索牵引并联机器人属于冗余驱动系统,虽然在运动学上体现出不相容性,但在力学关系上却体现出相容性,这种相容性满足力的矢量闭合原理。

1. 脚踏板静力学分析

静力学是一门研究物体力平衡的学科,其主要功能是为动力学分析奠定基础,对控制系统的设计也有重要意义。本节对患者康复端机器人脚踏板机构进行了静力学分析。2R3T 自由度柔索牵引下肢康复机构的脚踏板静力学模型如图 3.32 所示。静力学平衡是机构达到静力平衡状态,依据牛顿第二定律,作用于系统的静力和静力矩皆为零,对工程结构具有重要意义。根据静平衡原理,4 根柔索牵引的脚踏板静平衡方程为

$$\begin{cases} \sum_{i=1}^{4} \boldsymbol{F}_i + \boldsymbol{F}_P = 0 \\ \sum_{i=1}^{4} {}_P^0\boldsymbol{RPP}_i \times \boldsymbol{F}_i + M_P = 0 \end{cases} \tag{3.71}$$

式中,$\boldsymbol{F}_P$ 为除柔索以外施加于脚踏板上的外力;$\boldsymbol{M}_P$ 为除柔索以外施加于脚踏板上的外力矩;$\boldsymbol{F}_i$ 为第 i 根柔索受到的拉力向量,$i = 1,2,3,4$。

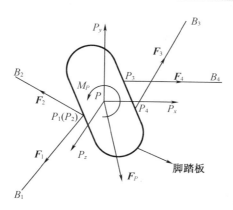

图 3.32　脚踏板静力学模型图

$$U_i = \frac{\boldsymbol{F}_i}{\|\boldsymbol{F}_i\|} \quad (i = 1,2,3,4) \tag{3.72}$$

式中，$\|F_i\|$ 为第 i 根柔索受到的拉力值。

将式（3.72）写为矩阵形式，即

$$\boldsymbol{DF} = \boldsymbol{W} \tag{3.73}$$

式中，$\boldsymbol{D}$ 为力雅可比矩阵，即

$$\boldsymbol{D} = \begin{bmatrix} U_1 & U_2 & U_3 & U_4 \\ {}_P^O\boldsymbol{RPP}_1 \times U_1 & {}_P^O\boldsymbol{RPP}_2 \times U_2 & {}_P^O\boldsymbol{RPP}_3 \times U_3 & {}_P^O\boldsymbol{RPP}_4 \times U_4 \end{bmatrix}$$

式中，$\boldsymbol{F}$ 为柔索拉力组成的列向量，$\boldsymbol{F} = \begin{bmatrix} F_1 & F_2 & F_3 & F_4 \end{bmatrix}^{\mathrm{T}}$；$W$ 为脚踏板所受外力旋量，$\boldsymbol{W} = \begin{bmatrix} F_P & M_P \end{bmatrix}^{\mathrm{T}}$。

2. 柔索机构动力学分析

动力学的含义是对运动机构进行力学分析，其常用的方法有牛顿－欧拉方程、罗伯逊－魏登堡法、凯恩法、拉格朗日方程、虚功原理等。其中牛顿－欧拉方程是利用达朗贝尔原理将静态平衡条件应用于动态问题；而拉格朗日方程则利用能量守恒分析系统的动力学，通过对广义坐标的一系列偏导数推导力或力矩方程，适合于复杂的柔索牵引并联机构。动力学分析对机器人最优控制和自适应控制具有重要意义。

患者康复端机器人动力学主要分为脚踏板牵引机构动力学和力矩电机执行单元动力学两部分。为了简化动力学分析的难度，降低柔索缺陷对整个系统的干扰，在进行分析之前需对柔索设置如下条件：

①柔索仅受拉力作用，不考虑其他外力干扰；

②柔索符合胡克定律，力呈线性变化；

③忽略柔索自重，且呈直线模型。

经过以上对柔索的约束，整个系统柔索部分的动力学便可忽略不计，只需对电机驱动部分和脚踏板部分进行动力学分析。

（1）脚踏板牵引机构动力学分析

根据图 3.33 的脚踏板动力学受力，设脚踏板惯性力和力矩记为 $\boldsymbol{F}_P'$ 和 $\boldsymbol{M}_P'$，$\boldsymbol{F}_P$ 和 $\boldsymbol{M}_P$

代表脚踏板受到的外力和外力矩,由此可得到脚踏板的动力学方程为

$$\begin{cases} \boldsymbol{F}_{PO} = \boldsymbol{F}_P + \boldsymbol{F}_P' \\ \boldsymbol{M}_{PO} = \boldsymbol{M}_P + \boldsymbol{M}_P' \end{cases} \tag{3.74}$$

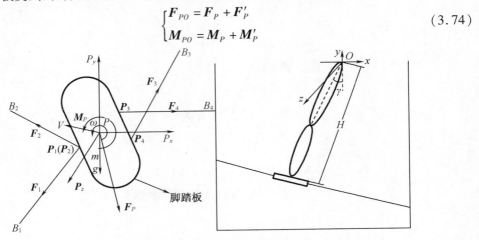

图 3.33　脚踏板动力学模型简图

式(3.74)统称为广义作用力,记为 $\boldsymbol{F}$,4 根柔索的张力 $\boldsymbol{u}$ 和脚踏板广义作用力 $\boldsymbol{F}$ 的关系为

$$\boldsymbol{F} = -\boldsymbol{J}^{\mathrm{T}} \cdot \boldsymbol{u} \tag{3.75}$$

式中,$\boldsymbol{F} = \begin{bmatrix} F_x & F_y & F_z & M_\alpha & M_\beta & M_\gamma \end{bmatrix}^{\mathrm{T}} = \begin{bmatrix} f_1 & f_2 & f_3 & f_4 & f_5 & f_6 \end{bmatrix}^{\mathrm{T}}$;$\boldsymbol{J}$ 为 4×5 的雅可比矩阵;$\boldsymbol{u} = \begin{bmatrix} u_1 & u_2 & u_3 & u_4 \end{bmatrix}^{\mathrm{T}}$;$u_i$ 代表第 i 根柔索张力。

根据拉格朗日方程,建立 4 柔索牵引下肢康复机器人脚踏板的拉格朗日函数如下:

$$L = T - U \tag{3.76}$$

拉格朗日函数是关于变量广义坐标、速度及时间的方程,即

$$L = L(q_i, \dot{q}_i, t) \tag{3.77}$$

$$\frac{\mathrm{d}}{\mathrm{d}t}\left(\frac{\partial L}{\partial \dot{q}_i}\right) - \frac{\partial L}{\partial q_i} = f_i \quad (i = 1, 2, \cdots, n) \tag{3.78}$$

式中,T 表示脚踏板拥有的动能;U 为脚踏板的势能;L 为拉格朗日函数;使用广义坐标 q_i、$\dot{q}_i$ 代替脚踏板的位姿参数;n 表示机构所具有的自由度数,此时 $n = 5$;f_i 为机构驱动力/力矩矢量。柔索作用于脚踏板的广义惯性力记为 $\boldsymbol{F}$。

脚踏板具有旋转运动,则其相对于局部坐标系 $P - xyz$ 的转动惯量矩阵为

$$\boldsymbol{I}_P = \begin{bmatrix} I_{xx} & -I_{xy} & -I_{xz} \\ -I_{yx} & I_{yy} & -I_{yz} \\ -I_{zx} & -I_{zy} & I_{zz} \end{bmatrix} \tag{3.79}$$

矩阵中主斜对角元素 I_{xx}, I_{yy}, I_{zz} 记作脚踏板的惯量矩,余下的其他元素命名为脚踏板的惯量积。设定脚踏板的质量为 m_1,假如脚踏板中心的坐标系 $P - xyz$ 的位置恒定,当脚踏板运动时会引起转动惯量矩阵中的各元素改变,会增加研究难度。为了能使转动惯量矩阵更为简化,只需将脚踏板中心的坐标轴 $P - xyz$ 与其自身各惯性主轴重合,这样一来,矩阵中除主对角线以外的元素 I_{xy}, I_{yz}, I_{zx} 值都为零。此时矩阵 $\boldsymbol{I}_P$ 可以改写为

$$\boldsymbol{I}_P = \begin{bmatrix} I_{xx} & 0 & 0 \\ 0 & I_{yy} & 0 \\ 0 & 0 & I_{zz} \end{bmatrix}$$

则脚踏板在全局坐标系 $O-xyz$ 下的转动惯量矩阵为 $\boldsymbol{I} = {}_P^O\boldsymbol{R}\boldsymbol{I}_P{}_P^O\boldsymbol{R}^{\mathrm{T}}$。

令 $\dot{\boldsymbol{r}}_P$ 为脚踏板的绝对运动速度,可用与之固联的动坐标系的 6 个参数变量来描述其值,即

$$\dot{\boldsymbol{r}}_P = \begin{bmatrix} \dot{x} & \dot{y} & \dot{z} & \dot{\alpha} & \dot{\beta} & \dot{\gamma} \end{bmatrix}^{\mathrm{T}} \tag{3.80}$$

在进行下肢内收外展康复训练时,脚踏板的位置和位姿均有变化,因此脚踏板具有质心平动动能和绕质心转动动能。其质心平动动能为

$$T_1 = \frac{1}{2}m_1\boldsymbol{v}^{\mathrm{T}}\boldsymbol{v} \tag{3.81}$$

其绕质心转动动能为

$$T_2 = \frac{1}{2}\boldsymbol{\omega}^{\mathrm{T}}{}_P^O\boldsymbol{R}\boldsymbol{I}_P{}_P^O\boldsymbol{R}^{\mathrm{T}}\boldsymbol{\omega} = \frac{1}{2}({}_P^O\boldsymbol{R}^{\mathrm{T}}\boldsymbol{\omega})^{\mathrm{T}}\boldsymbol{I}_P({}_P^O\boldsymbol{R}^{\mathrm{T}}\boldsymbol{\omega}) \tag{3.82}$$

式中,$\boldsymbol{v}$ 和 $\boldsymbol{\omega}$ 为脚踏板的速度和角速度矢量,形式为

$$\boldsymbol{v} = \begin{bmatrix} \dot{x} & \dot{y} & \dot{z} \end{bmatrix}^{\mathrm{T}} \tag{3.83}$$

$$\boldsymbol{\omega} = \begin{bmatrix} \dot{\alpha} & \dot{\beta} & \dot{\gamma} \end{bmatrix}^{\mathrm{T}} \tag{3.84}$$

由于不考虑柔索的动能,则脚踏板系统的总动能为

$$T = T_1 + T_2 \tag{3.85}$$

将各矢量带入式(3.85)可得

$$T_1 = \frac{1}{2}m_1(\dot{x}^2 + \dot{y}^2 + \dot{z}^2) \tag{3.86}$$

$$T_2 = \frac{1}{2}\{I_{xx}[\dot{\alpha}\,c\beta c\gamma + \dot{\beta}\,(s\alpha s\beta c\gamma + c\alpha s\gamma) + \dot{\gamma}\,(-c\alpha s\beta c\gamma + s\alpha s\gamma)]^2 +$$

$$I_{yy}[-\dot{\alpha}\,c\beta s\gamma + \dot{\beta}\,(-s\alpha s\beta s\gamma + c\alpha c\gamma) + \dot{\gamma}\,(c\alpha s\beta s\gamma + s\alpha c\gamma)]^2 +$$

$$I_{zz}(\dot{\alpha}\,s\beta - \dot{\beta}\,s\alpha c\beta + \dot{\gamma}\,c\alpha c\beta)^2\} \tag{3.87}$$

假设人腿为均质刚性杆件,质量为 m_2,患者下肢质心在杆件中心处,腿长为 H,则人腿的动能为

$$T_3 = \frac{J_1\dot{\alpha}^2}{2} + \frac{J_2\dot{\beta}^2}{2} + \frac{J_3\dot{\gamma}^2}{2} \tag{3.88}$$

式中,$J_1 = \dfrac{m_2 H \cdot \sin\beta \sin\gamma}{3}$;$J_2 = \dfrac{m_2 H \cdot \sin\alpha \sin\gamma}{3}$;$J_3 = \dfrac{m_2 H \cdot \sin\beta \sin\alpha}{3}$。

系统重力势能为

$$U = m_1 gy + m_2 g\left(\frac{H}{2}\cos\alpha\cos\beta\cos\gamma + y\right) \tag{3.89}$$

拉格朗日函数为

$$L = T - U \tag{3.90}$$

选取广义坐标 $q_1, q_2, q_3, q_4, q_5, q_6$ 代替脚踏板位姿参数 $x, y, z, \alpha, \beta, \gamma$,则拉格朗日函数最终化为

$$L = T_1 + T_2 + T_3 - U$$

$$= \frac{1}{2} m_1 \left(\dot{q}_1^2 + \dot{q}_2^2 + \dot{q}_3^2 \right) + \frac{1}{2} \{ I_{xx} [\ \dot{\alpha}\, c\beta c\gamma + \dot{\beta}\, (s\alpha s\beta c\gamma + c\alpha s\gamma) +$$

$$\dot{\gamma}\, (-c\alpha s\beta c\gamma + s\alpha s\gamma)\,]^2 + I_{yy} [\ -\dot{\alpha}\, c\beta s\gamma + \dot{\beta}\, (-s\alpha s\beta s\gamma + c\alpha c\gamma) +$$

$$\dot{\gamma}\, (c\alpha s\beta s\gamma + s\alpha c\gamma)\,]^2 + I_{zz} (\ \dot{\alpha}\, s\beta - \dot{\beta}\, s\alpha c\beta + \dot{\gamma}\, c\alpha c\beta)^2 \} +$$

$$\frac{J_1 \dot{\alpha}^2}{2} + \frac{J_2 \dot{\beta}^2}{2} + \frac{J_3 \dot{\gamma}^2}{2} - m_1 gy - m_2 g \left(\frac{H}{2} c\alpha c\beta c\gamma + y \right) \tag{3.91}$$

进行推导整理,可得

$$\boldsymbol{D}(q) \cdot \ddot{q} + \boldsymbol{C}(q, \dot{q}) \cdot \dot{q} + \boldsymbol{G}(q) = \boldsymbol{F} = -\boldsymbol{J}^{\mathrm{T}} \boldsymbol{u} \tag{3.92}$$

式中,$\boldsymbol{D}(q)$ 记为 5×5 的正定对称惯性矩阵;$\boldsymbol{C}(q, \dot{q})$ 为 5×5 的离心力与哥氏力向量矩阵;$\boldsymbol{G}(q)$ 为 5×1 的矩阵,称重力矩阵;$\boldsymbol{F}$ 为广义惯性力矩阵;$\boldsymbol{u} = \begin{bmatrix} u_1 & u_2 & u_3 & u_4 \end{bmatrix}_{(4 \times 1)}^{\mathrm{T}}$ 为柔索张力输入;$\boldsymbol{J}^{\mathrm{T}}$ 为 5×4 的力雅可比矩阵。

(2)电机驱动机构动力学分析

电机驱动部分由伺服电机、绞盘及万向滑轮组成,具有分析意义的则为电机与绞盘部分。电机驱动机构动力学模型如图 3.34 所示。

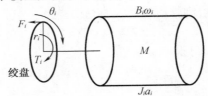

图 3.34 电机驱动机构动力学模型

通过模型建立电机驱动机构动力学模型如下:

$$T_i = F_i r_i + J_i \ddot{\theta}_i + B_i \dot{\theta}_i \tag{3.93}$$

式中,J_i 为折算到第 i 个电动机轴的等效转动惯量,$\boldsymbol{J} = \mathrm{diag}(J_1 \quad J_2 \quad J_3 \quad J_4)$;$B_i$ 为折算到第 i 个电动机轴的等效黏滞摩擦系数,$B = \mathrm{diag}(B_1 \quad B_2 \quad B_3 \quad B_4)$;$\theta_i$ 为第 i 个电动机轴的转角;$\dot{\theta}_i$ 为第 i 个电动机轴的转动角速度,$\dot{\boldsymbol{\theta}} = \begin{bmatrix} \dot{\theta}_1 & \dot{\theta}_2 & \dot{\theta}_3 & \dot{\theta}_4 \end{bmatrix}^{\mathrm{T}}$;$\ddot{\theta}_i$ 为第 i 个电动机轴的转动角加速度,$\ddot{\boldsymbol{\theta}} = \begin{bmatrix} \ddot{\theta}_1 \ddot{\theta}_2 \ddot{\theta}_3 \ddot{\theta}_4 \end{bmatrix}^{\mathrm{T}}$;$T_i$ 为第 i 个电动机轴的输出转矩,$T = \begin{bmatrix} T_1 & T_2 & T_3 & T_4 \end{bmatrix}$;$r_i$ 为第 i 个电动机轴上绞盘的半径。

(3)下肢康复机构动力学模型

将脚踏板动力学与电机驱动动力学相结合,通过共同的变量将其连接起来,电机驱动机构动力学模型化简为

$$F = \frac{T - J\ddot{\theta} - B\dot{\theta}}{r} \tag{3.94}$$

脚踏板动力学模型化简为

$$u = -(\boldsymbol{J}^{\mathrm{T}})^{+}(\boldsymbol{D}(q) \cdot \ddot{q} + \boldsymbol{C}(q, \dot{q}) \cdot \dot{q} + \boldsymbol{G}(q)) \tag{3.95}$$

联立式(3-94)与式(3-95)得

$$\frac{T - J\ddot{\theta} - B\dot{\theta}}{r} = -(\boldsymbol{J}^{\mathrm{T}})^{+}(\boldsymbol{D}(q) \cdot \ddot{q} + \boldsymbol{C}(q, \dot{q}) \cdot \dot{q} + \boldsymbol{G}(q)) \tag{3.96}$$

式中,$\boldsymbol{J}$ 为速度雅可比矩阵;$\boldsymbol{J}^{\mathrm{T}}$ 为力雅可比,矩阵 $\boldsymbol{J}^{+}$ 为 $\boldsymbol{J}$ 的伪逆,$\boldsymbol{J}^{+} = \boldsymbol{J}^{\mathrm{T}}(\boldsymbol{J}\boldsymbol{J}^{\mathrm{T}})^{-1}$。

至此,患者康复端机构动力学推导结束,可运用 Matlab 仿真验证正确性。

3.5.3　动力学仿真分析

为了简化研究复杂度,将除柔索拉力和重力之外的外力/外力矩忽略,不受其他外力与外力矩作用,即

$$\begin{cases} F_P = 0 \\ M_P = 0 \end{cases} \tag{3.97}$$

脚踏板近似于一块长方体零件,依据惯性积概念可得

$$\boldsymbol{I}_P = \begin{bmatrix} \frac{1}{12}m_1(h^2 + b^2) & 0 & 0 \\ 0 & \frac{1}{12}m_1(a^2 + b^2) & 0 \\ 0 & 0 & \frac{1}{12}m_1(h^2 + a^2) \end{bmatrix} \tag{3.98}$$

做动力学仿真之前需要对一些仿真参数进行设定,具体见表3.2所示。

表3.2　机构相关参数设定值

机构参数	数值	单位
脚踏板质量 m_1	1.5	kg
患者质量 m_2	50	kg
脚踏板长 a	0.3	m
脚踏板宽 b	0.15	m
脚踏板厚 h	0.01	m
腿长 H	0.85	m
304型不锈钢细钢丝绳	直径0.12 cm,抗拉拉力达2 000 N	
等效支撑系数 μ	0.15	

注:总质量 $m = m_1 + \mu m_2$。

1.机构圆周运动柔索受力仿真

根据运动学仿真的运动设定,此次仿真脚踏板做平面运动,圆心为(800,150,-325),半径为200 mm,整个过程姿态保持不变,即 $\alpha = \beta = \gamma = 0$,周期10 s,然后旋转两圈,观察在 F_x, F_y, F_z 三个方向上的受力变化,其结果如图3.35至图3.37所示。

　　根据图3.35可知,在脚踏板进行圆周运动时,沿 x 轴和 z 轴的力变化均为周期变化,曲线走势平滑,波动范围较小,机构安全性能良好,且两个方向的合力代表脚踏板圆周运动所需要的向心力,例如在初始时刻沿 x 轴和 z 轴的合力与 F_x 或 F_z 的峰值大小相同。由图3.36可得到,力沿 y 轴的变化为恒定值,大小与系统总重力相同,与实际相符,说明动力学推导的正确性。图3.37为4根柔索受力变化情况,柔索1、2曲线峰值交替出现,柔索3、4峰值也交替出现,柔索1、3与柔索2、4变化趋势几乎相反,是由于柔索近似对角线布置,两柔索几近平行。柔索1、2与柔索3、4峰值大小不同,这是因为脚踏板圆周运动的中心并非整个康复机构的中心,而是靠近柔索3、4,因此柔索3、4受力峰值较大。

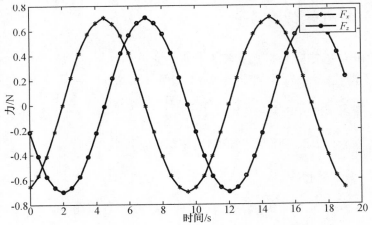

图3.35　脚踏板在 x、z 轴方向的受力变化曲线

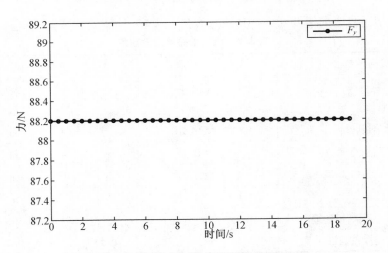

图3.36　脚踏板在 y 轴方向的受力变化曲线

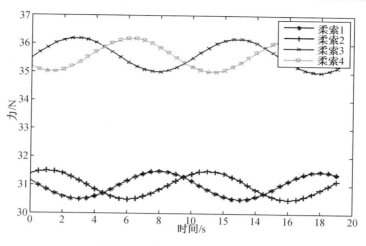

图 3.37 4 根柔索受力变化曲线

2. 机构内收外展、内旋外旋柔索受力仿真

对机构进行外展康复运动时柔索受力进行仿真,仿真位置一个在 $p_z = -225$ mm 处,做平行于 xOy 面的外展运动,另一个在 $p_z = -325$ mm 处(机构 z 轴方向的中点),做平行于 xOy 面的外展运动,起始 $p_x = 850$ mm,两者仿真结果如图 3.38 和图 3.39 所示。当 $p_z = -325$ mm 时(机构 z 轴方向的中点)做平行于 xOy 面的外展运动,柔索 1、2 变化完全一致,柔索 3、4 变化也完全一致,这与图 3.38 变化相符合。柔索力之所以在前半周期先变大后变小,首先是因为柔索拉力与系统质量方向之间的夹角大小在变化,柔索拉力在 y 轴的分力平衡重力;其次与柔索加速度有关,前半周期柔索加速度由小变大再变小,这两个原因致使拉力呈图中变化趋势。当 $p_z = -225$ mm 时,做平行于 xOy 面的外展运动,此时脚踏板上 P_1、P_4 点为主要受力点,因此柔索 1、4 受力明显大于柔索 2、3,即柔索 1、4 在运动中起主要作用,而另外两根柔索起辅助作用,其变化趋势与图 3.39 一致。

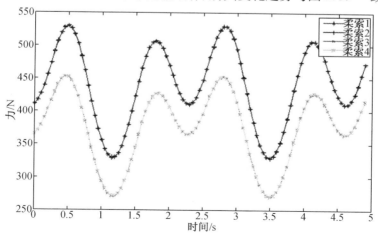

图 3.38 $p_z = -325$ mm 时 4 根柔索受力变化曲线

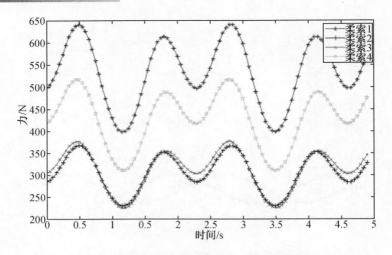

图 3.39　$p_z = -225$ mm 时 4 根柔索受力变化曲线

对机构进行内旋外旋康复仿真实验时设定脚踏板初始位置为($850,200,-325$),电机位置 $B_1 = B_2 = B_3 = B_4 = 500$ mm,则仿真结果如图 3.40 所示。

由于脚踏板初始位置位于机架中心偏右,即靠近点 B_3、B_4,因此柔索 3、4 受力大于柔索 1、2 受力,4 根柔索受力均呈周期性,与实际运动状况相符合。由于仿真设定内旋外旋角度为 $-10° \sim 10°$,使得柔索受力变化范围较小,柔索 3、4 受力变化趋势相反,柔索 1、2 受力变化相反,这与实际运动情况分析一致。

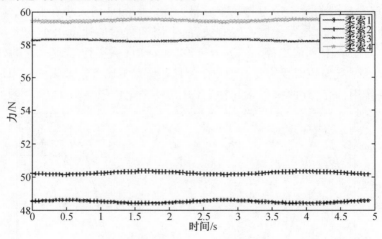

图 3.40　内旋外旋运动 4 根柔索受力变化曲线

将外展运动与内旋外旋运动相结合,模拟人腿正常康复运动,仿真位置一个在 $p_z = -225$ mm 处,做平行于 xOy 面的外展运动,另一个在 $p_z = -325$ mm 处(机构 z 轴方向的中点),做平行于 xOy 面的外展运动,起始 $p_x = 850$ mm,柔索受力变化如图 3.41 和图 3.42 所示。

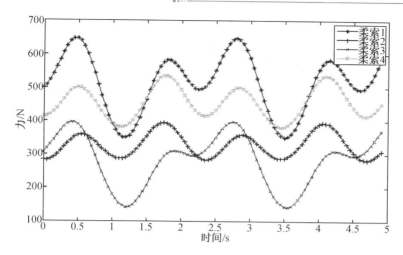

图 3.41　$p_z = -225$ mm 复合运动时 4 根柔索受力变化曲线

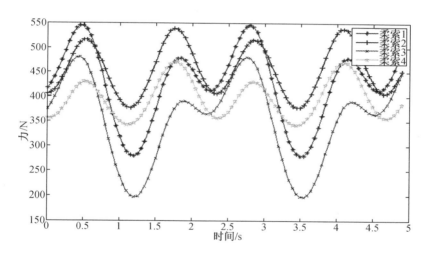

图 3.42　$p_z = -325$ mm 复合运动时 4 根柔索受力变化曲线

复合运动曲线变化与外展运动变化相近,总有两根柔索受力变化趋势一致,不同的变化是由于加入内旋外旋运动之后引起的位置改变造成的,整体趋势一致。

3.6　柔索牵引下肢康复机器人动力学优化分析

由于柔索牵引下肢康复机器人属于冗余机器人,并且滚刚性支链所牵引的柔索与竖直的角度位置不确定,因此机器人的柔索牵引力和角度的求解具有多组解。柔索力在允许拉力范围的情况下,以各柔索力和滚珠丝杠所牵引的柔索 3 与竖直夹角 α 作为四个待优化量。本节主要解决以下问题:柔索力优化方法选取;粒子群优化模型的建立;粒子群优化方法求解。

3.6.1 广义逆方法

在含有刚性运动支链的柔索牵引下肢康复机器人中,3 根柔索作用下的合力作用在脚踝,使脚踝完成步态轨迹,整个系统冗余,柔索力的求解具有多组,可通过广义逆的方法进行求解。为使柔索 3 始终处于柔索 1 和柔索 2 的夹角内,同时考虑方程为线性方程,规定柔索 3、柔索 1 和柔索 2 所构成的角平分线重合。建立求解各柔索力的方程如下:

$$\begin{cases} F_x = -F_1 \sin \beta_1 + F_2 \sin \beta_2 - F_3 \sin \alpha \\ F_y = F_1 \cos \beta_1 + F_2 \cos \beta_2 - F_3 \cos \alpha \end{cases} \tag{3.99}$$

柔索牵引力方程的矩阵形式为

$$\begin{bmatrix} F_x \\ F_y \end{bmatrix} = \begin{bmatrix} -\sin \beta_1 & \sin \beta_2 & -\sin \alpha \\ \cos \beta_1 & \cos \beta_2 & -\sin \alpha \end{bmatrix} \begin{bmatrix} F_1 \\ F_2 \\ F_3 \end{bmatrix} \tag{3.100}$$

将式(3.100)简化为 $\boldsymbol{b} = \boldsymbol{A}\boldsymbol{x}$,即 $\boldsymbol{b} = \begin{bmatrix} F_x \\ F_y \end{bmatrix}$,$\boldsymbol{A} = \begin{bmatrix} -\sin \beta_1 & \sin \beta_2 & -\sin \alpha \\ \cos \beta_1 & \cos \beta_2 & -\sin \alpha \end{bmatrix}$,$\boldsymbol{x} = \begin{bmatrix} F_1 \\ F_2 \\ F_3 \end{bmatrix}$,

矩阵 $\boldsymbol{A}$ 不是方阵,因此方程无法求解并且符合解 $\boldsymbol{x}$ 有无穷多个。因此需要其他方法来求解下肢康复机器人的冗余系统柔索力。

广义逆求解线性方程是一种传统的求解方法,且较为成熟,将其应用在求解含有刚性运动支链的柔索牵引下肢康复机器人的冗余系统柔索牵引力中,得到的柔索力的解 $\boldsymbol{x}$ 是柔索力方程的最小二乘解。

从式(3.100)得到 $\boldsymbol{A}$ 的 M – P 逆为

$$\boldsymbol{A}^+ = \boldsymbol{A}^H (\boldsymbol{A}\boldsymbol{A}^H)^{-1} \tag{3.101}$$

式中,$\boldsymbol{A}^+$ 为 M – P 逆。

运用 M – P 广义逆求解式(3.100)为

$$\boldsymbol{x} = \boldsymbol{A}^+ \boldsymbol{b} + (\boldsymbol{E}_4 - \boldsymbol{A}^+ \boldsymbol{A}) \boldsymbol{y} \tag{3.102}$$

式中,$\boldsymbol{y}$ 为系数矩阵。

此时式(3.102)为求解线性方程(3.100)得到的最小二乘解,当 $\boldsymbol{y} = 0$ 时,在最小二乘解中的极小范数最小二乘解为

$$\boldsymbol{x}_0 = \boldsymbol{A}^+ \boldsymbol{b} \tag{3.103}$$

利用 Matlab 计算在整个步态周期中各个柔索牵引力和柔索 3 与竖直方向夹角,如图3.43 所示。

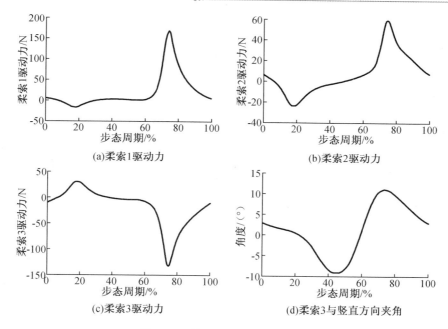

图 3.43   基于广义力的优化结果

　　由图 3.43 可以看出,运用 M－P 广义逆的方法在简化 α 为柔索 1 和柔索 2 的角平分线的情况下,优化后的三根柔索牵引力的值存在负数,这是由于运用 M－P 广义逆求解的方法得到最小二乘解后,选取 $y=0$ 得到极小范数解,此时有解出负数可能。所以,对于柔索只能受拉力的特点,这种优化结果显然不能被接受。

　　同时,M－P 广义逆的求解方法是基于线性方程组进行求解,而为了获得线性方程组,将柔索 3 确定为柔索 1 和柔索 2 的角分线来使 α 为已知量。这样,虽然简化模型后可以得到线性的方程组,但使得下肢康复机器人工作空间减小。

　　对于广义逆求解得到的最小二乘解的取值选择,还可以运用凸优化的方法来对冗余柔索力进行优化求解。但是优化后的结果仍不能很好地处理柔索拉力取值正数和优化 α 角度。

3.6.2　粒子群优化模型

　　为解决下肢康复机器人的柔索力方程组存在非线性未知量的情况,提出利用粒子群优化算法来求解冗余柔索力的方法。粒子群优化是模拟自然生物群体社会的一种优化算法。粒子群算法较其他群智能算法具有搜索速度快、效率高和算法简单的优点,适合于实值型处理。它是在整个粒子群体不断向最优方向更新,同时每个粒子也不断地进行信息交流,从而也在向最优方向更新,最终实现趋近最优解的过程。

　　根据需要解决的问题,在粒子空间内运用随机分布的方法对粒子群进行初始化,以获得每个粒子的初始位置和初始速度。然后对各粒子的位置和速度不断进行更新,对更新后的各粒子进行位置、速度、边界判断,若超出边界范围,对超出范围的粒子进行处理后使之符合要求,随后寻找粒子群体的最优位置和各粒子的最优位置,并通过粒子群最优位置和各粒子的最优位置获得每个粒子的速度,经过数次迭代后,获得粒子群最优结果,即要解决问题的最优解。

在求解下肢康复机器人的柔索力方程组时,粒子群优化算法相较于广义逆求解方法具有多个优点:①粒子群优化算法可以在求解区间内设置粒子,这样可以避免求解的结果出现负值,保证各柔索力的实际物理意义;②粒子群优化算法可以优化求解非线性的方程,对于柔索 3 与竖直方向的夹角 α 可以与各柔索力一同作为待优化求解的未知量。粒子群优化算法对多种问题具有通用性,而且具有收敛速度快、求解精度高的特点。

在下肢康复机器人中,需要优化求解的量有 4 个,分别为柔索 1、柔索 2、柔索 3 的柔索力,以及柔索 3 与竖直方向夹角 α,因此设粒子的维数为 4。预设粒子的数量为 100 个,设粒子的序号为 i,$1 \leqslant i \leqslant 100$,建立标准粒子群优化算法。粒子群优化算法的流程图如图 3.44 所示。

第 i 个粒子位置 $\boldsymbol{X}_i$ 可以表示为

$$\boldsymbol{X}_i = [x_{i1}, x_{i2}, x_{i3}, x_{i4}] \tag{3.104}$$

式中,x_{i1}、x_{i2}、x_{i3}、x_{i4} 分别为柔索 1、柔索 2、柔索 3 的柔索力以及柔索 3 与竖直方向夹角 α。

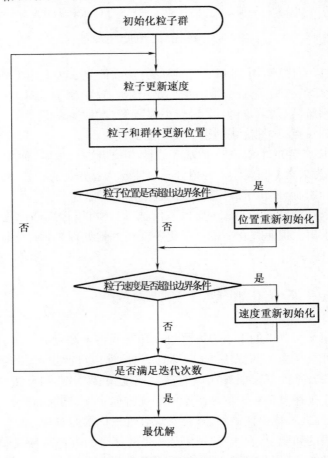

图 3.44　粒子群优化算法的流程图

第 i 个粒子的速度 V_i 可以表示为

$$V_i = [v_{i1}, v_{i2}, v_{i3}, v_{i4}] \tag{3.105}$$

式中，v_{i1}、v_{i2}、v_{i3}、v_{i4}为第i个粒子中x_{i1}、x_{i2}、x_{i3}、x_{i4}的速度。

在迭代过程中，第i个粒子得到的个体最优解P_i表示为

$$P_i = [p_{i1}, p_{i2}, p_{i3}, p_{i4}] \tag{3.106}$$

式中，p_{i1}、p_{i2}、p_{i3}、p_{i4}为第i个粒子中x_{i1}、x_{i2}、x_{i3}、x_{i4}的个体最优解。

所有粒子在迭代过程中得到全局最优解P_g表示为

$$P_g = [p_{g1}, p_{g2}, p_{g3}, p_{g4}] \tag{3.107}$$

式中，p_{g1}、p_{g2}、p_{g3}、p_{g4}为所有粒子得到的最优解所对应的柔索1、柔索2、柔索3的柔索牵引力，以及柔索3与竖直方向夹角α。

全部粒子群在迭代过程中的每个维度的速度的更新公式为

$$v_{ij}(t+1) = wv_{ij}(t) + c_1 r_1 [p_{ij}(t) - x_{ij}(t)] + c_2 r_2 [p_{gj}(t) - x_{ij}(t)] \tag{3.108}$$

式中，v_{ij}为第i个粒子的第j维的速度分量；w为惯性权重系数，$w>0$；c_1为个体粒子的加速因子，c_1为介于$[0,1]$的随机数；$r_1[p_{ij}(t) - x_{ij}(t)]$为个体粒子的运动方向；$p_{ij}$为第$i$个粒子在迭代过程得到的个体最优位置；$c_2$为全局粒子的加速因子，$c_2$为介于$[0,1]$的随机数；$r_2[p_{gj}(t) - x_{ij}(t)]$为全局粒子的运动方向；$p_{gj}$为粒子群在迭代过程得到的最优位置。

$$x_{ij}(t+1) = x_{ij}(t) + v_{ij}(t+1) \tag{3.109}$$

式中，x_{ij}为第i个粒子的第j维的位置。

1. 目标函数的建立

为使下肢康复机器人系统具有较高的稳定性，以柔索力的方差作为目标函数，柔索的拉力应该在区间$[30,300]$，同时柔索力应该满足下面约束条件：

$$\begin{cases} -F_1 \sin \beta_1 + F_2 \sin \beta_2 - F_3 \sin \alpha - F_x = 0 \\ F_1 \cos \beta_1 + F_2 \cos \beta_2 - F_3 \cos \alpha - F_y = 0 \end{cases} \tag{3.110}$$

下肢康复机器人的柔索牵引力的优化问题可表示为

$$\begin{cases} \min f(\boldsymbol{t}, \beta_3) = \dfrac{1}{3} \sum_{i=1}^{3} (t_i - \bar{t})^2 \\ \text{s. t.} \quad -F_1 \sin \beta_1 + F_2 \sin \beta_2 - F_3 \sin \alpha - F_x = 0 \\ F_1 \cos \beta_1 + F_2 \cos \beta_2 - F_3 \cos \alpha - F_y = 0 \\ 30 \leqslant t \leqslant 300 \\ -\beta_2 \leqslant \alpha \leqslant \beta_1 \end{cases} \tag{3.111}$$

式中，t——三根柔索的驱动力，$t = \begin{bmatrix} F_1 \\ F_2 \\ F_3 \end{bmatrix}$；$\bar{t}$为驱动力的平均值。

2. 约束条件的处理

对约束条件采用惩罚函数法，对原函数引入惩罚因子M，其中$M>0$，则具有约束条件的原函数优化问题转化为无约束条件优化问题。因惩罚因子M适宜取无穷大，且柔索牵引力的方差的数量级最大不超过10^4，所以惩罚因子M取10^6，远大于方差的数量级，可以看作无穷大。

$$
\begin{cases}
\min f(\boldsymbol{t}, \beta_3, M) = \dfrac{1}{3} \sum_{i=1}^{3} (t_i - \bar{t})^2 + 10^6 (-F_1 \sin \beta_1 + F_2 \sin \beta_2 - F_3 \sin \alpha - F_x)^2 + \\
\qquad 10^6 (F_1 \cos \beta_1 + F_2 \cos \beta_2 - F_3 \cos \alpha - F_y)^2 \\
\text{s. t.} \quad 30 \leq \boldsymbol{t} \leq 300 \\
\qquad\quad -\beta_2 \leq \beta_3 \leq \beta_1
\end{cases}
$$

$$(3.112)$$

3. 群体规模

在粒子群优化算法中,需要确定群体规模 N 的大小,目前对 N 的选取没有特定的公式,大多采用经验法来选取,且大多取值为 $20\sim60$。群体规模 N 越大,粒子群优化求解的结果越精确。随着 N 的增加,其优化后的结果虽然很精确,但效果增强却不是很显著。有学者证明,一味地增加群体规模 N 不仅不会使粒子群优化结果的精度明显增强,反而会使粒子群的优化过程过于繁杂,优化效率下降,因此为提高粒子群优化结果的精度而增加群体规模 N 的大小并不能取得很好的效果。

柔索牵引下肢康复机器人的柔索牵引力的取值范围为 $[30,300]$,柔索 3 与竖直方向的夹角在 $[-180,180]$ 范围内,粒子群的种群规模 N 取 100。

3.6.3　粒子群优化算法的参数改进

粒子群算法的性能主要包括优化的准确性和优化速率。为了进一步提高粒子优化算法的性能,现对粒子群算法进行改进。本书主要从以下三方面对粒子群算法进行改进:惯性权重系数、加速因子和边界条件。在任一时刻的步态周期,通过采用不同的改进方法对以上三个方面进行改进,然后进行迭代优化,评价其优化性能,从而选出合适的改进粒子群优化算法来对冗余柔索力的整个步态周期进行优化。为方便比较分析改进后的算法性能,现取步态周期为 60% 的时刻。

1. 惯性权重系数

粒子群在迭代的过程中,每个粒子的速度产生更新,速度的方向关系着搜索范围的大小。为了增加粒子的搜索范围,引入惯性权重系数 w,其取值范围通常为 $[0.2,1.2]$。惯性权重系数 w 主要对粒子群优化算法的速度更新产生较大的影响,惯性权重系数 w 值的大小控制着每个粒子搜索范围,当 w 值越大时,表明粒子主要以本身的搜索方式进行搜索,使得全局搜索能力较强,局部搜索能力较弱;当 w 值越小时,表明粒子主要以群体的搜索方式进行搜索,使得局部搜索能力较强,全局搜索能力较弱。

因此,惯性权重系数 w 不仅可以增强粒子群优化算法的优化求解性能,还能提高算法的收敛速度,使得优化的效率更高。由于在惯性权重系数 w 的选取上,全局搜索能力和局部搜索能力总是相矛盾的,优化的精度和效率也是相矛盾的,因此合适地选取惯性权重系数 w,使粒子群的搜索性能达到最佳,优化的精度和效率相协调,成为粒子群优化的研究重点。在经典粒子群算法中,惯性权重系数 w 多数取 0.8。

在惯性权重系数的选择上,除了取恒定的值外,还有线性惯性权重系数和非线性惯性权重系数。下面将非线性惯性权重系数分成基于二次函数和基于反正切函数两种形式分别进行讨论。在改进的粒子群优化算法中,惯性权重系数的最初时刻和最后时刻的大小分别为 $w=1$ 和 $w=0.4$。改进后的惯性权重策略如图 3.45 所示,其中(a)为线性递减惯性权重系数;(b)为基于二次函数递减惯性权重系数;(c)为基于反正切函数递减惯性权重系数。其中所示的二次函数和反正切函数均为非线性递减函数。

(1)线性递减惯性权重系数

现按图 3.45(a)采用随着搜索的进行 w 呈线性递减的变化策略,对惯性权重系数 w 进行改进。惯性权重系数 w 在迭代过程中,起始 $w_{max}=1$,迭代结束时 $w_{min}=0.4$。

$$w = 1 - 0.6\frac{k}{N} \tag{3.113}$$

式中,N 为粒子群迭代总次数,为 200 次;k 为迭代次数。

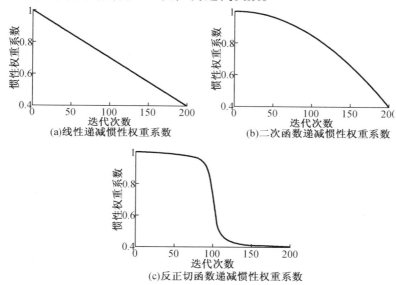

图 3.45 改进后的惯性权重策略

粒子群在迭代初始时,每个粒子自我搜索能力较强,因此可以获得较强的全局搜索能力,可提高搜索范围,从而避免获得局部最优解。随着迭代的进行,每个粒子自我搜索能力和全局搜索能力减弱,而局部搜索能力变强。在迭代过程的末期,局部搜索能力较强,因此可以获得较高精度。

线性递减惯性权重系数在粒子群优化算法中应用较多,处理方法简单且存在一些弊端。在算法迭代的初期阶段,粒子具有较强的全局搜索能力,如果在初期阶段没有在最优解附近,随着迭代过程的进行局部搜索能力增强,粒子便可能偏离最优解而陷入局部最优解。

(2)基于二次函数递减惯性权重系数

下面为惯性权重系数 w 改进为非线性递减的过程。惯性权重系数 w 在迭代过程中,起始 $w_{max}=1$,迭代结束时 $w_{min}=0.4$。现采用惯性权重系数 w 的二次函数形式的线性递减的变化的策略,如图 3.45(b)所示。其惯性权重系数可表示为

$$w = 1 - 0.6 \left(\frac{k}{N}\right)^2 \qquad (3.114)$$

采用该种递减策略的惯性权重系数在迭代过程中具有不同的值,在迭代后期惯性权重系数递减速率较快。

(3)基于反正切函数递减惯性权重系数

为使粒子在迭代初始阶段具有较高的全局搜索能力,避免陷入局部最优解,同时在迭代后期阶段又具有较强的局部搜索能力,提高搜索精度,现介绍惯性权重系数 w 改进为初始阶段和后期阶段缓慢递减、中期阶段快速递减的方法。惯性权重系数 w 在迭代过程中起始 $w_{\max} = 1$,迭代结束时 $w_{\min} = 0.4$。反正切函数在一定的取值范围内具有递减速率由小到大再到小的过程,因此惯性权重系数采用基于反正切函数的方法,如图3.45(c)所示。其惯性权重系数表示为

$$w = 0.7 - 0.2 \arctan\left(\frac{k-50}{5}\right) \qquad (3.115)$$

经 Matlab 对恒值惯性权重系数和以上三种改进惯性权重系数的粒子群优化算法进行迭代运算,在步态周期为65%的时刻,获得下肢康复机器人的柔索力适应度值对数在迭代过程中的变化曲线,如图3.46所示。

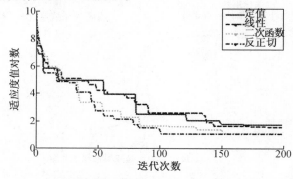

图3.46　适应度值对数在迭代过程中的变化曲线1

通过 Matlab 进行粒子群优化运算,求得下肢康复机器人的各柔索力及柔索3与竖直方向夹角,如表3.3所示。

表3.3　改进惯性权重系数的优化结果比较

		F_1/N	F_2/N	F_3/N	$\alpha/(\degree)$	适应度值
改进策略	定值	126.6	252.8	237.7	−16.8	56.3
	线性递减	91.3	175.0	157.0	−16.5	36.4
	基于二次函数	41.2	67.0	44.4	−15.8	11.8
	基于反正切函数	54.6	80.5	61.1	−9.7	11.0

采用非线性递减惯性权重系数使粒子在迭代的过程中,不仅可以获得逐渐递减的惯

性权重系数来改善粒子群的优化性能,而且在迭代的不同阶段有不同的惯性权重系数递减速率。

通过比较得出:基于反正切函数递减惯性权重系数 w 的粒子群优化算法较其他改进方法求解精度高,同时可以较快地获得最优解。粒子群在迭代初期阶段,惯性权重系数递减速率较小,粒子可以多次进行全局搜索,从而找到最优解附近;在迭代中期阶段,惯性权重系数递减速率较大,粒子群快速移动到最优解附近;在迭代后期阶段,惯性权重系数递减速率较小,粒子可以进行多次局部搜索,提高优化精度。

2. 加速因子

在粒子群优化算法中,加速因子 c_1 反映了粒子在迭代过程中粒子自身的经验总结;c_2 反映了粒子在粒子群中获取的种群最优信息,因此希望在迭代初期具有较大的 c_1、较小的 c_2,在迭代后期具有较小的 c_1、较大的 c_2。正确地选择加速因子 c_1、c_2 可以使粒子避免陷入局部最优解,同时还能提高优化效率。加速因子 c_1、c_2 的最大值为 $c_{max} = 2.5$,最小值为 $c_{min} = 0.5$,现在选取 $c_1 = c_2 = 2.5$。

在加速因子的选择上,除了取恒定的值外,还可以取线性加速因子和非线性加速因子。下面将非线性加速因子分成基于二次函数和基于反正切函数两种形式分别进行讨论。在改进的粒子群优化算法中,加速因子的最初时刻和最后时刻的大小分别为 $c_1 = 2.5$、$c_2 = 0.5$ 和 $c_1 = 0.5$、$c_2 = 2.5$。不同加速因子策略如图 3.47 所示,其中(a)为线性关系的加速因子;(b)为基于二次函数的加速因子;(c)为基于反正切函数的加速因子。其中所示的二次函数和反正切函数均为非线性函数。在图 3.47 中,加速因子 c_1 和 c_2 成具有相反的变化趋势,在步态周期为 50% 时,$c_1 = c_2$。

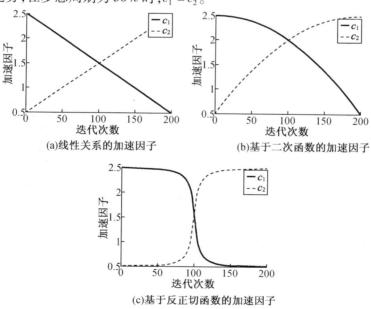

图 3.47　不同加速因子策略

（1）线性加速因子

加速因子 c_1 表示粒子的自我认知能力，当加速因子 c_1 较大时，粒子具有较强的全局搜索能力。现对加速因子 c_1 进行改进：

$$c_1 = c_{max} - (c_{max} - c_{min})\frac{k}{N} = 2.5 - 2\frac{k}{N} \tag{3.116}$$

加速因子 c_2 表示粒子的群体认知能力，当加速因子 c_2 较大时，粒子具有较强的局部搜索能力。现对加速因子 c_2 进行改进：

$$c_2 = c_{min} + (c_{max} - c_{min})\frac{k}{N} = 0.5 + 2\frac{k}{N} \tag{3.117}$$

（2）基于二次函数加速因子

下面对加速因子 c_1 进行改进，使 c_1 在迭代过程中有不同的递减速率：

$$c_1 = c_{max} - (c_{max} - c_{min})(\frac{k}{N})^{\frac{1}{2}} \tag{3.118}$$

现对加速因子 c_2 进行改进，使 c_2 在迭代过程中有不同的递增速率：

$$c_2 = c_{max} - (c_{max} - c_{min})(\frac{N-k}{N})^{\frac{1}{2}} \tag{3.119}$$

（3）基于反正切函数加速因子

反正切函数在区间 $[-10,10]$ 内的值为 $[-1.47, 1.47]$，基于反正切函数的加速因子 c_1、c_2 表示为

$$c_1 = \frac{c_{max} + c_{min}}{2} - \frac{c_{max} - c_{min}}{2 \times 1.47}\arctan(\frac{k-50}{5}) \tag{3.120}$$

$$c_2 = \frac{c_{max} + c_{min}}{2} + \frac{c_{max} + c_{min}}{2 \times 1.47}\arctan(\frac{k-50}{5}) \tag{3.121}$$

式中，c_1 在迭代过程中有不同的递减速率，同时在迭代初期和迭代后期具有较小的递减速率，在迭代中期具有较大的递减速率；c_2 在迭代过程中有不同的递增速率，同时在迭代初期和迭代后期具有较小的递增速率，在迭代中期具有较大的递增速率。

经 Matlab 对恒值加速因子和三种改进加速因子的粒子群优化算法进行迭代运算，在步态周期为 65% 的时刻，获得下肢康复机器人的柔索力适应度值对数在迭代过程中的变化曲线，如图 3.48 所示。

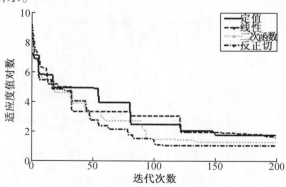

图 3.48　适应度值对数在迭代过程中的变化曲线 2

通过 Matlab 进行粒子群优化运算后求得下肢康复机器人的各柔索力及柔索 3 与竖直方向夹角如表 3.4 所示。

采用非线性关系的加速因子使得粒子在迭代的过程中，不仅可以使加速因子 c_1、c_2 获得相应递减和递增来改善粒子群的优化性能，而且在迭代的不同阶段有不同的加速因子变化速率。

表 3.4 改进加速因子的优化结果比较

		F_1/N	F_2/N	F_3/N	$\alpha/(°)$	适应度值
改进策略	定值	126.6	252.8	237.7	−16.8	56.3
	线性递减	47.0	132.2	107.1	−28.9	38.1
	基于二次函数	81.1	126.2	110.6	−10.3	18.8
	基于反正切函数	72.9	99.8	95.3	−5.7	11.0

通过比较得出加速因子呈反正切函数关系的粒子群优化算法较其他改进方法求解精度较高，同时可以较快地获得最优解。粒子群在迭代初期阶段，c_1 递减速率较小，c_2 递增速率也较小，粒子可以较多次数地进行全局搜索，从而找到最优解附近；在迭代中期阶段，c_1 递减速率较大，c_2 递增速率也较大，粒子群快速移动到最优解附近；在迭代后期阶段，c_1 递减速率较小，c_2 递减速率也较小，粒子可以进行多次数局部搜索，提高优化精度。

3. 边界条件

在粒子群中每一个粒子都有一定边界，对于位置边界条件的处理需根据实际优化问题来决定。第 i 个粒子 X_i 中的 x_{i1}、x_{i2}、x_{i3} 表示柔索牵引下肢康复机器人三根柔索的驱动力，根据柔索力的限定范围，其边界为 $x_{1-3\max} = 300$ N，$x_{1-3\min} = 30$ N；x_{i4} 是柔索 3 与竖直方向的夹角，且柔索 1 和柔索 2 的方向满足 $-\beta_2 < \alpha < \beta_1$，单位为°，所以 x_{i4} 的边界条件为 $x_{4\max} = \beta_1$，$x_{4\min} = -\beta_2$，即

$$x_{1-3\min} \leqslant x_{id} \leqslant x_{1-3\max} \tag{3.122}$$

且

$$x_{4\min} \leqslant x_{i4} \leqslant x_{4\max} \tag{3.123}$$

式中，x_{id} 为第 i 个粒子中前三维中第 d 维的位置。

粒子群中每一个粒子不仅有位置边界，其粒子的飞行速度也有一定边界，并且飞行速度边界条件的处理也需根据实际优化问题来决定。粒子 V_i 中的 v_{i1}、v_{i2}、v_{i3} 三根柔索的驱动力的限定范围情况为 $F_{\max} = 300$ N，$F_{\min} = 30$ N，迭代次数 $N = 200$，所以其边界为 $v_{1-3\max} = 1$ N，$v_{1-3\min} = 0$ N，x_{i4} 为柔索 3 与竖直方向夹角，所以 v_{i4} 的边界条件为 $v_{4\max} = 1°$，$v_{4\min} = 0°$，即

$$|v_{id}| \leqslant v_{1-3\max} \tag{3.124}$$

且

$$|v_{i4}| \leqslant v_{4\max} \tag{3.125}$$

式中,v_{id} 为第 i 个粒子中前三维中第 d 维的速度。

粒子飞行的最大速度 $v_{1-3\max}$ 和 $v_{4\max}$ 需根据粒子各维度实际所表示的物理量来确定。如果最大飞行速度较大,虽然可以获得较强的搜索能力,但是由于速度较大,很容易错过优化的最优解,更易使粒子的位置超出位置的边界条件;如果最大飞行速度较小,虽然使粒子的位置不容易超出位置的边界条件,但是使每个粒子的搜索范围减小,容易获得局部最优解。

在粒子群迭代的过程中,当粒子有维度超出群体边界条件时,此时粒子所表示的解并不符合柔索牵引下肢康复机器人的柔索力取值范围,因此需要对偏离的粒子进行边界条件处理,使该粒子重新回到正常的空间中去,从而能够顺利地迭代下去。当粒子中有维度超出速度边界条件时,此时优化求解的结果不够精确,因此也需要对偏离粒子进行速度边界条件处理。对边界条件处理可以采用随机重新分布和边界重新分布的方法。

(1)随机重新分布

当粒子群中的粒子迭代更新后,粒子位置中有维度超出所限定的边界条件时,该粒子超出边界条件的维度初始化,即在其限定范围内随机取值。由于粒子的前三维表示柔索力,第四维表示柔索 3 与竖直方向夹角,所以对粒子的位置边界条件处理需要对各维度单独处理。则

$$x'_{id} = x_{1-3\min} + (x_{1-3\max} - x_{1-3\min}) \cdot r_x \tag{3.126}$$

或

$$x'_{i4} = -\beta_2 + (\beta_1 + \beta_2) \cdot r_x \tag{3.127}$$

式中,x'_{id} 为新粒子的前三维中第 d 维的位置;r_x 为$(0,1)$内的随机数。

粒子群的粒子在迭代产生新粒子前,粒子的速度有维度超出边界条件,对该粒子维度在所限定的范围内随机取值,由于粒子的速度存在正负方向,所以需要在 $-v_{\max}$ 至 $v_{\max}$ 之间获取随机数。则

$$v'_{id} = (v_{1-3\max} - v_{1-3\min}) \cdot r_v \tag{3.128}$$

或

$$v'_{i4} = (v_{4\max} - v_{4\min}) \cdot r_v \tag{3.129}$$

式中,v'_{id} 为新粒子的前三维中第 d 维的速度;r_v 为$(-1,1)$内的随机数。

通过采用随机重新分布获得的新粒子的位置,能够保证其在粒子的边界条件之内,粒子的每一维都能符合柔索牵引下肢康复机器人的实际约束条件;获得粒子的新速度,可以保证粒子的飞行速度在限定的条件范围内,从而保证求解优化的精度。采用随机重新分布的方法对粒子的位置和速度进行处理,增加了粒子的多样性。

(2)边界重新分布

当粒子群中的粒子迭代更新后,粒子位置中有维度超出所限定的边界条件最大值时,对该粒子位置的维度取边界条件的最大值;若粒子位置中有维度超出所限定的边界

条件最小值时,对该粒子位置的维度取边界条件的最小值。由于粒子位置的前三维与第四维所表示的物理意义不同,所以对粒子的位置边界条件处理需要对各维度单独进行处理。则

$$x'_{id} = \begin{cases} x_{1-3max} & (x_{id} > x_{1-3max}) \\ x_{1-3min} & (x_{id} < x_{1-3min}) \end{cases} \quad (3.130)$$

或

$$x'_{i4} = \begin{cases} \beta_1 & (x_{i4} > \beta_1) \\ -\beta_2 & (x_{i4} < -\beta_2) \end{cases} \quad (3.131)$$

粒子群的粒子在迭代产生新粒子前,若粒子速度中有维度超出所限定的边界条件正向最大值时,该粒子速度的维度取边界条件的正向最大值;若粒子速度中有维度超出所限定的边界条件反向最大值时,该粒子速度的维度取边界条件的反向最大值。同样,对粒子速度的各个维度也需要单独处理。则

$$v'_{id} = \begin{cases} v_{1-3max} & (v_{id} > v_{1-3max}) \\ -v_{1-3max} & (v_{id} < -v_{1-3max}) \end{cases} \quad (3.132)$$

或

$$v'_{i4} = \begin{cases} v_{1-3max} & (v_{i4} > v_{1-3max}) \\ -v_{1-3max} & (v_{i4} < -v_{1-3max}) \end{cases} \quad (3.133)$$

通过采用边界值重新分布获得新粒子的位置,能够保证其在粒子的边界条件之内的同时,粒子位置的每一维都能最大限度地接近粒子位置超出边界条件时的大小。获得的粒子新速度,可以保证新粒子的飞行速度和方向更加接近超出边界条件时的飞行速度和方向,采用边界值重新分布使处理后新粒子最大限度地接近原粒子的特性。

经 Matlab 对以上两种边界条件处理的粒子群优化算法进行迭代运算,在步态周期为65%的时刻,获得含有刚性运动支链的柔索牵引下肢康复机器人的柔索牵引力适应度值对数在迭代过程中的变化曲线如图3.49所示。

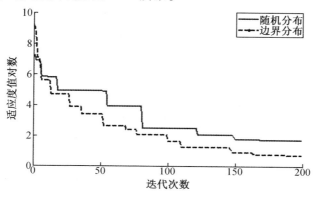

图3.49　适应度值对数在迭代过程中的变化曲线3

通过 Matlab 进行粒子群优化运算,最后求得含有刚性运动支链的柔索牵引下肢康复机器人的各柔索牵引力及柔索 3 与竖直方向夹角如表 3.5 所示。

表 3.5　改进边界处理条件的优化结果比较

		F_1/N	F_2/N	F_3/N	$\alpha/(°)$	适应度值
方法	随机分布	126.6	252.8	237.7	−16.8	56.3
	边界分布	98.3	87.1	92.5	13.1	5.6

3.6.4　优化求解

为使粒子群优化冗余柔索力能够有更好的优化效果,现采用非线性递减惯性权重系数、对称加速因子、边界重新分布和环形拓扑结构的改进粒子群算法对整个步态周期的冗余柔索牵引力进行优化求解。借助 Matlab 获得在步态周期内各柔索的驱动力大小和柔索 3 与竖直方向夹角 α 大小的图像曲线,基于粒子群算法的优化结果如图 3.50 所示。

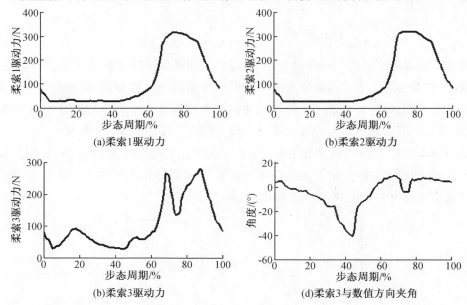

图 3.50　基于粒子群算法的优化结果

由图可以看出各柔索力均在 30～300 N,符合柔索只能受单向拉力的特性。通过优化后得到各柔索力和柔索 3 与竖直方向夹角 α 的步态周期数据,为下肢康复机器人实现性能优越和轨迹准确提供了可靠的依据。

通过粒子群优化后的结果求得各柔索合力作用在脚踝处的大小,并与理论计算值作

差得到步态周期内 X、Y 方向差值分别如图 3.51(a) 和图 3.51(b) 所示,可以看出差值较小,则利用粒子群优化后的柔索力求解较为精确。

同时求得在步态周期内的方差如图 3.51(c) 所示,由图可以看出驱动力的方差为 80,又因柔索的拉力取值范围为 10~300 N,所以在步态周期内各柔索间的柔索力相差较小,则利用粒子群优化冗余柔索力的结果较好。

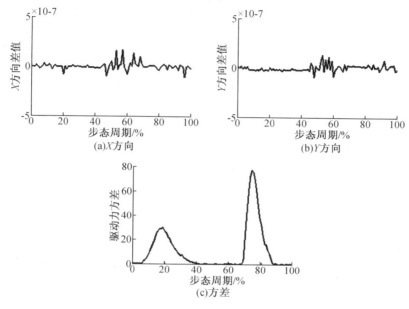

(a)X方向　　　　　(b)Y方向

(c)方差

图 3.51　优化结果的差值和方差

3.7　本章小结

本章根据正常人下肢的运动形式,建立下肢机构模型;考虑正常人步态过程中摆动相和支撑相的结构特点,分别利用串联机构和并联机构公式计算其自由度数,并分析了骨盆的运动输出类型;依据步态过程中人体躯干保持直立状态,得出步态骨盆自由度类型为 1R3T;分析了不同结构柔索牵引机器人实现 1R3T 运动的可行性,依据自由度分解的思想提出一种欠约束柔索牵引机器人,满足了下肢康复训练中对骨盆运动控制的要求,同时欠约束形式能够降低对受训者造成的强致性约束;分析了水平面内柔索布置形式对骨盆可控工作空间大小和工作空间质量的影响,择优确定了柔索牵引骨盆运动控制机器人的结构方案;对柔索牵引下肢康复机器人的刚度特性和动力学优化方法进行了分析。

参考文献

[1] 张立勋,赵凌燕,王岚,等.一种测量人行走时骨盆运动轨迹的新方法[J].哈尔滨工程大学学报,2006,27(1):128－130,135.

[2] 赵凌燕,张立勋,张今瑜,等.一种获取骨盆左右运动轨迹模型的方法[J].哈尔滨工程大学学报,2007,28(12):1382－1386.

[3] 熊有伦.机器人技术基础[M].武汉:华中理工大学出版社,1996.

[4] 张志涌.精通 MATLAB 6[M].5 版.北京:北京航空航天大学出版社,2003.

[5] PAOLO G, GIULIO R. Manipulability of a planar wire driven haptic device[J]. Mechanism and Machine Theory,2002,37(2):215－228.

[6] 胡龙,郑亚青,林麒,等.低速风洞绳牵引并联机构的动力学分析[J].华侨大学学报:自然科学版,2008,29(2):184－189.

[7] 郑亚青.绳牵引并联机构若干关键理论问题及其在风洞支撑系统中的应用研究[J].华侨大学学报,2004(3):187－200,43,130－131.

[8] HILLER M,FANG S Q, MIELCZAREK S, et al. Design, analysis and realization of tendon—based parallel manipulators[J]. Mechanism and Machine Theory,2005,40(4):429－445.

[9] 隋春平,赵明扬.并联柔索牵引操作臂静刚度的理论分析[J].组合机床与自动化加工技术,2007(7):27－30.

[10] 张松.含有刚性运动支链的柔索驱动下肢康复机器人柔顺性控制研究[D].哈尔滨:哈尔滨工程大学,2016.

[11] YANG B O,SHANG W W. Rapid optimization of tension distribution for cable-driven parallel manipulators with redundant cables[J]. Chinese Journal of Mechanical Engineering,2016,29(2):231－237.

[12] YANG B O,SHANG W W. Wrench-feasible workspace based optimization of the fixed and moving platforms for cable-driven parallel manipulators[J]. Robotics and Computer-Integrated Manufacturing,2014(30):629－635.

[13] YEH W C. A new exact solution algorithm for a novel generalized redundancy allocation problem[J]. Information Sciences,2017(408):182－197.

[14] KENNEDY J,EBERHART R C. Particle swarm optimization[J]. Proceedings of the IEEE International Conference on Neural Networks,1995(2):1942－1948.

[15] 徐青鹤.改进粒子群算法及其应用研究[D].杭州:杭州电子科技大学,2009.

[16] SHI Y, EBERHART R C. Empirical study of particle swarm optimization[J]. International Conference on Evolutionary Computation,1999(2):1945－1950.

第4章　柔索牵引下肢康复机器人稳定性研究

4.1　引　　言

　　柔索牵引下肢康复机器人系统是将机器人运动、柔索运动及牵引力通过柔索传递并转换为被牵引点期望运动的柔索牵引并联机器人。该类柔索牵引机器人系统具有负载/质量比高、工作空间大、易拆装、可重构和模块化设计等优点,已广泛应用于大型射电望远镜、高速摄像机和风洞试验等领域,在一定程度上扩展了传统刚性并联机器人的应用范围。柔索对操作吊运目标只能提供单向的拉力约束,对于外界干扰和振动很难抵御,因此实现柔索牵引下肢康复机器人系统的平稳运动是一项具有挑战性的工作。

　　近年来,该领域的一些科技工作者对并联机器人的稳定性进行了深入的研究,并形成了一定的体系。Behzadipour S 等人提出应用系统总刚度矩阵来评价系统的稳定性,但在建立系统模型时将柔索简化为直线弹簧,与实际柔索模型相差太大,而且系统总刚度求解和稳定性计算过程要求很严格,难以定量评价系统的运动稳定性。Vijay Kumar 课题组采用 Hessian 矩阵分析了柔索牵引下肢康复机器人系统的静稳定性,并讨论了多机柔索牵引下肢康复机器人系统的空间配置问题。当 Hessian 矩阵特征值均为正值时,柔索牵引下肢康复机器人系统的运动是稳定的,但没有考虑柔索拉力对被牵引点运动稳定性的影响。Bosscher P 等人提出一种基于运动旋量斜率的方法评价柔索并联机器人的运动稳定性,可以定量地评价系统的运动稳定性,但仍未考虑柔索拉力对被牵引点运动稳定性的影响。保宏等人利用 Lagrange 方法推导出了输入柔索和输出柔索的递推公式,并证明了控制方法的稳定性。Mohammad A 等人针对平面三自由度柔索牵引并联机器人的控制鲁棒性进行了研究,并对其稳定性和一致性进行了证明。韦慧玲等针对启停运动的轨迹采用高阶多项式插值的方法提高了运动稳定性,并对混合控制器的稳定性进行了深入讨论,但其本质是对控制算法稳定性的研究,未涉及被牵引点的运动稳定性。刘鹏、王砚麟等针对绳牵引并联机器人的稳定性进行了深入的研究,考虑被牵引点的位置、柔索拉力分布等两个因素,定义了系统的稳定性及评价方式。但该系统为 4 根柔索协同吊运具有 3 个线性移动自由的被牵引点,系统为完全约束定位系统,在实际工程应用上不具有通用性。

　　上述研究人员对系统稳定性的研究采用了不同的方法进行了讨论,但考虑因素单一,多数是针对控制算法进行的研究。目前,尚未有综合考虑被牵引点的位置、姿态和柔索拉力因素对被牵引点运动稳定性影响的相关文献发表。由于柔索只提供单向拉力,柔索牵引下肢康复机器人系统在运动过程中有摆动现象,该现象会影响系统的稳定性,因此研究系统稳定性可为系统的防摆控制提供一定的基础。现有文献主要针对柔索数目大于末端执行器的自由系数的情况进行研究,对第四类欠约束柔索牵引下肢康复机器人系统的研究很少。欠约束柔索牵引下肢康复机器人系统具有结构简单、可操作度高及系统可重组/拆卸程度高等优点,因此,本章节主要针对欠约束柔索牵引下肢康复机器人系统进行相关特性研究。

4.2 柔索牵引下肢康复机器人稳定性概述

本节将在前面章节讨论的基础上,对该类系统的静态稳定性和动态运动稳定性分别进行分析和讨论。

4.2.1 静态稳定性分析

本书在系统动力学的基础上,利用虚拟柔索方法给出了欠约束系统力旋量封闭的解决方法,对柔索牵引下肢康复机器人系统工作空间进行了分析,并根据广义逆矩阵理论给出了系统满足运动要求时柔索拉力的最优解,根据克拉索夫斯基法给出了系统的稳定性判据,同时给出了系统稳定程度评价指标,最后根据实例参数,分别对三类系统的工作空间进行了数值仿真。由于欠约束柔索牵引下肢康复机器人系统的复杂性,无法用解析法判定系统的运动稳定性及稳定程度,因此,应用方阵特征值分解法对工作空间内所有点的稳定性进行数值计算,计算结果为系统轨迹规划奠定了基础。

4.2.2 动态运动稳定性分析

本节将提出两种方法对该系统的动态运动稳定性进行分析。

(1)本书首先提出了一种基于柔索拉力变化率及比值的方法来综合评价系统的动态运动稳定性。当各柔索拉力变化率很小,且比值均接近于 1 时,系统的运动稳定性较好。最后对一类柔索牵引下肢康复机器人系统的运动学和运动稳定性进行了仿真,验证该方法的有效性。

(2)提出了力位姿混合运动稳定性评价。该评价方法将综合考虑被牵引点的当前所处位置、姿态和柔索拉力分布这三个重要因素,分别定义了位置性能因子、姿态性能因子和柔索拉力性能因子,并通过加权的方法将三个性能因子进行加权综合,进而全面地评价被牵引点的运动稳定性。该评价指标采用(0, 1]的数值表示满足一定要求的稳定工作空间,并采用抵抗外界干扰的稳定工作空间验证了该运动稳定性评价指标的合理性。

本节是以三台机器人组成的柔索牵引下肢康复机器人系统为例进行分析,该方法可以推广至多台机器人的情况。

4.3　柔索牵引下肢康复机器人静态稳定性评价方法

4.3.1　静态稳定性定义和评价

柔索牵引下肢康复机器人系统稳定性是系统正常工作的首要条件,是指系统受到外部干扰时,被牵引点是否能回到原有位姿状态的能力。该系统的静态运动稳定性是指被牵引点在静态或在准静态情况下运动时,系统受到外力干扰时被牵引点抵抗外界干扰的能力。本书根据克拉索夫斯基法给出了系统稳定性判据,由于该系统的自身的复杂性,无法直接用解析的方法直接判定系统稳定性,因此,本书只在系统工作空间内应用数值方法进行系统稳定性判定,这样更具有工程应用价值。在计算时,本书应用方阵特征值分解法计算是否满足稳定性判据条件及系统稳定程度评价指标。

柔索长度 L_i 可以表示为

$$L_i = \sqrt{(x_i - x_{pi})^2 + (y_i - y_{pi})^2 + (z_i - z_{pi})^2} \quad (i=1,2,\cdots,m) \tag{4.1}$$

系统的广义动力学方程为

$$A^{\mathrm{T}}T = F \tag{4.2}$$

结合式(4.1)和式(4.2),系统方程可表示为

$$f^*(x) = 0 \tag{4.3}$$

式中,$x = [t_1, t_2, \cdots, t_m, L_1, L_2, \cdots, L_m, \dot{x}, \dot{y}, \dot{z}, \dot{\varphi}_1, \dot{\varphi}_2, \dot{\varphi}_3]^{\mathrm{T}}$,$f^*(x) = [f_1(x), f_2(x), \cdots, f_m(x), f_{d1}(x), f_{d2}(x), \cdots, f_{d6}(x)]^{\mathrm{T}}$,$f_i(x)$($i=1,2,\cdots,m$)由式(4.1)得到,$f_{dj}(x)$($j=1,2,\cdots,6$)由式(4.2)得到。对 $f^*(x)$ 在平衡点 x_0 处进行二阶泰勒展开,即

$$f^*(x) = f^*(x_0) + \left(\frac{\partial f^*(x)}{\partial x^{\mathrm{T}}}\right)_{x_0}(x-x_0) + \frac{1}{2!}\frac{\partial}{\partial x^{\mathrm{T}}}\left(\frac{\partial f^*(x)}{\partial x^{\mathrm{T}}}\right)_{x_0} \cdot (x-x_0)^2 + R_n \tag{4.4}$$

忽略高阶项 R_n,整理后可进一步写为如下形式:

$$\dot{x} = f(x) \tag{4.5}$$

该系统为非线性系统,因此应用克拉索夫斯基法判断系统稳定性。式(4.5)对 x 求偏导可写为

$$J(x) = \frac{\partial f(x)}{\partial x^{\mathrm{T}}} \tag{4.6}$$

定义 Lyapunov 函数为

$$V(x) = f^{\mathrm{T}}(x)f(x) \tag{4.7}$$

则有

$$\frac{\mathrm{d}V(x)}{\mathrm{d}t} = \frac{\mathrm{d}f^{\mathrm{T}}(x)}{\mathrm{d}t}f(x) + f^{\mathrm{T}}(x)\frac{\mathrm{d}f(x)}{\mathrm{d}t}$$

$$= \left[\frac{\partial f(\boldsymbol{x})}{\partial \boldsymbol{x}^{\mathrm{T}}} \cdot \frac{\mathrm{d}x}{\mathrm{d}t} \right]^{\mathrm{T}} f(\boldsymbol{x}) + f^{\mathrm{T}}(\boldsymbol{x}) \left[\frac{\partial f(\boldsymbol{x})}{\partial \boldsymbol{x}^{\mathrm{T}}} \cdot \frac{\mathrm{d}x}{\mathrm{d}t} \right]$$

$$= f(\boldsymbol{x}) \left[\boldsymbol{J}^{\mathrm{T}}(\boldsymbol{x}) + \boldsymbol{J}(\boldsymbol{x}) \right] f^{\mathrm{T}}(\boldsymbol{x})$$

$$= f(\boldsymbol{x}) \boldsymbol{F}(\boldsymbol{x}) f^{\mathrm{T}}(\boldsymbol{x}) \tag{4.8}$$

若使 $\boldsymbol{F}(\boldsymbol{x})$ 负定，即 $\boldsymbol{F}(\boldsymbol{x}) < \boldsymbol{0}$，柔索拉力 $t_i > 0 (i = 1, 2, \cdots, m)$，则 $\boldsymbol{x} \neq \boldsymbol{0}$，由式(4.7)可知函数 $V(\boldsymbol{x}) > 0$，结合式(4.7)和式(4.8)可知 $\dfrac{\mathrm{d}V(\boldsymbol{x})}{\mathrm{d}t} < 0$，由 Lyapunov 稳定性定理可知该系统渐近稳定，即存在

$$\boldsymbol{F}(\boldsymbol{x}) = \boldsymbol{J}(\boldsymbol{x}) + \boldsymbol{J}^{\mathrm{T}}(\boldsymbol{x}) \tag{4.9}$$

使 $\boldsymbol{F}(\boldsymbol{x})$ 矩阵负定，则表明系统渐进稳定。

若在上述函数中满足：当 $\boldsymbol{x} \to \infty$，有 $\| f(\boldsymbol{x}) \| \to \infty$，则进一步表明系统是大范围内渐进稳定，对该系统而言，这一点明显是成立的，故只需判定 $\boldsymbol{F}(\boldsymbol{x})$ 矩阵是否负定，即可判断系统是否稳定。

在计算系统稳定性时，应用方阵特征值分解的方法判断矩阵 $\boldsymbol{F}(\boldsymbol{x})$ 是否负定，即

$$\boldsymbol{F}(\boldsymbol{x}) \boldsymbol{V} = \boldsymbol{V} \boldsymbol{D} \tag{4.10}$$

$$\boldsymbol{V} = \begin{bmatrix} \boldsymbol{v}_1 & \boldsymbol{v}_2 & \cdots & \boldsymbol{v}_m \end{bmatrix} \tag{4.11}$$

$$\boldsymbol{D} = \begin{bmatrix} \lambda_1 & & & \\ & \lambda_2 & & \\ & & \ddots & \\ & & & \lambda_m \end{bmatrix} \tag{4.12}$$

式(4.10)可写成式(4.13)的形式，来求解特征值矩阵 $\boldsymbol{D}$，即

$$(\boldsymbol{F}(\boldsymbol{x}) - \boldsymbol{D} \boldsymbol{E}) = \boldsymbol{0} \tag{4.13}$$

式中，$\boldsymbol{D}$ 为矩阵 $\boldsymbol{F}(\boldsymbol{x})$ 的特征值矩阵，矩阵 $\boldsymbol{V}$ 的列向量 $\boldsymbol{v}_i (i = 1, 2 \cdots, m)$ 为矩阵 $\boldsymbol{F}(\boldsymbol{x})$ 的对应特征值 λ_i 的特征向量，由于 $\boldsymbol{F}(\boldsymbol{x})$ 是一个对称矩阵，所以其特征值都是实数。如果 $\lambda_i < 0$，则矩阵 $\boldsymbol{F}(\boldsymbol{x})$ 负定，系统运动稳定；否则，则矩阵 $\boldsymbol{F}(\boldsymbol{x})$ 非负定，系统运动不稳定。

为评价柔索牵引下肢康复机器人系统在工作空间内运动的稳定程度，提出用工作空间内特征值 λ_i 的最大值 S 来衡量运动的稳定程度，即

$$S = \max \{ \lambda_1, \lambda_2, \cdots, \lambda_m \} \tag{4.14}$$

若 $S \geqslant 0$，则系统不稳定或临界稳定；若 $S < 0$，则系统稳定，且 S 的值越小，系统运动稳定程度越高。

4.3.2　静态稳定性仿真计算分析

本书在静态运动稳定性分析的基础上，通过 Matlab 编程计算得到三类系统 $\boldsymbol{F}(\boldsymbol{x})$ 特征值分解情况，见表 4.1。

由表 4.1 可知所有点均满足特征值 $\lambda_i < 0$，$\boldsymbol{F}(\boldsymbol{x})$ 负定，即三类系统在各自工作空间内运动均是稳定的。由三类系统 S 值的大小可知，定柔索长度情况下系统稳定性最好，变柔索长度情况下稳定性次之，最差是柔索长度和机器人末端位置同时变化的情况，为后

续柔索牵引下肢康复机器人系统轨迹规划和系统防摆控制提供了依据。

表4.1　三类系统 $F(x)$ 特征值分解情况

系统类型	$F(x)$ 是否负定	S
定柔索长度	是	−1.540 0
变柔索长度	是	−1.532 8
机器人末端和柔索长度同时变化	是	−1.526 0

4.4　柔索牵引下肢康复机器人动态运动稳定性分析

4.4.1　基于柔索拉力变化率及比值方法的动态运动稳定性定义和评价

柔索拉力的分布与柔索牵引下肢康复机器人系统的动态运动稳定性(以下均简称运动稳定性)有着密切的关系,也就是说可以通过控制和规划柔索拉力的分布情况来提高柔索牵引下肢康复机器人系统的运动稳定性。首先,调整被牵引点处于工作空间内同一位姿势系统柔索拉力的大小,柔索牵引下肢康复机器人系统的刚度同样会发生改变。柔索牵引下肢康复机器人系统刚度可以定义为:当被牵引点受到力 F 的作用下,被牵引点产生的位移为 S_1,系统刚度为 $G_d = F/S_1$。通过柔索牵引下肢康复机器人系统刚度的定义可知,增大柔索拉力可以增大柔索牵引下肢康复机器人系统的刚度,因此柔索牵引下肢康复机器人系统的刚度也增大。当被牵引点受到外界干扰时,产生的位移或运动状态的变化量相对会小一些,也就是柔索牵引下肢康复机器人系统具有较强的抵抗外界干扰的能力,其运动稳定性较好。其次,定义各柔索拉力的变化率越接近,表明柔索牵引下肢康复机器人系统中被牵引点受到柔索拉力约束分布均匀,在结构稳定性方面也会表现出一定的提高。本书综合上述讨论分析提出一种基于柔索拉力变化率及比值的方法来评价柔索牵引下肢康复机器人系统的运动稳定性。本节以3根驱动柔索组成的柔索牵引下肢康复机器人系统为例进行分析,该方法同样可以拓展到多台机器人的情况。

由于柔索牵引下肢康复机器人系统运动和力学的强耦合性,因此很难定量或定性地从系统方程得到系统的运动稳定性条件,从而判断系统是否稳定。相关研究人员提出由于在运动过程中,柔索的受力变化有时候不大,但有时候变化很大,所以该类系统的轨迹规划有待进一步的研究。由于柔索牵引下肢康复机器人系统使用柔索的牵引来驱动牵引点运动,当牵引点受到外界干扰时,很可能会偏离原来的运动位置,若干扰彻底改变了系统的运动状态,那么该系统运动是不稳定的,因此,该柔索牵引下肢康复机器人系统的运动稳定性是指在运动过程中,当系统受到外界干扰时,系统牵引点所受约束抵抗外界干扰的能力。其主要影响因素为各柔索拉力的均衡性,使用基于柔索拉力变化及比值的运动稳定性方法可以很好地解决这一问题。

在整个工作空间中,牵引点的运动都是在柔索的牵引下运动,当各柔索的拉力变化均匀且较小时,柔索牵引下肢康复机器人系统的运动就会相对比较稳定,而且运动状态比较平滑。因此,研究柔索牵引下肢康复机器人系统的运动稳定性,可采用柔索拉力变化率及其比值综合评价系统的运动稳定性,以期在协调规划中选择相对稳定的路径,进而有利于系统的控制。

牵引点受力如图 4.1 所示,假设每根柔索的拉力变化率为 V_i,拉力大小为 T_i,拉力方向的单位向量为 $e(L_i)$,则柔索的拉力变化率可以表示为

$$V_i = \frac{\partial T_i}{\partial t} \cdot \frac{\partial (e(L_i))}{\partial t} \tag{4.15}$$

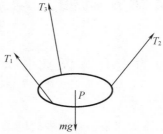

图 4.1　牵引点受力示意图

由运动学和动力学公式可以得到各柔索的拉力大小 $T_i (i = 1, 2, 3)$ 分别为

$$
\begin{cases}
T_1 = L_1 m \dfrac{A_1}{B} \\[2mm]
T_2 = -L_2 m \dfrac{A_2}{B} \\[2mm]
T_3 = -L_3 m \dfrac{A_3}{B}
\end{cases}
\tag{4.16}
$$

其中

$A_1 = \ddot{x}y_3 y_{p2} - \ddot{y}x_3 y_{p2} - \ddot{x}y_{p2}y_{p3} + \ddot{y}x_{p3}y_{p2} + \ddot{x}y_2 z_3 - \ddot{x}y_3 z_2 - \ddot{y}x_2 z_3 + \ddot{y}x_3 z_2 + \ddot{z}x_2 y_3 - \ddot{z}x_3 y_2 -$
$\ddot{x}y_2 z_{p3} + \ddot{x}y_{p2}z_2 + \ddot{y}x_2 z_{p3} - \ddot{y}x_{p3}z_2 - \ddot{z}x_2 y_{p3} + \ddot{z}x_{p3}y_2 - \ddot{x}y_{p2}z_3 + \ddot{y}x_{p2}z_3 + \ddot{z}x_3 y_{p2} - \ddot{z}x_{p2}y_3 +$
$\ddot{x}y_{p2}z_{p3} - \ddot{y}x_{p2}z_{p3} + \ddot{z}x_{p2}y_{p3} - \ddot{z}x_{p3}y_{p2}$

$A_2 = \ddot{x}y_1 z_3 - \ddot{x}y_3 z_1 - \ddot{y}x_1 z_3 + \ddot{y}x_3 z_1 + \ddot{z}x_1 y_3 - \ddot{z}x_3 y_1 - \ddot{x}y_1 z_{p3} + \ddot{x}y_{p3}z_1 + \ddot{y}x_1 z_{p3} - \ddot{y}x_{p3}z_1 -$
$\ddot{z}x_1 y_{p3} + \ddot{z}x_{p3}y_1 + \ddot{x}y_3 z_{p1} - \ddot{x}y_{p1}z_3 - \ddot{y}x_3 z_{p1} + \ddot{y}x_{p1}z_3 + \ddot{z}x_3 y_{p1} - \ddot{z}x_{p1}y_3 + \ddot{x}y_{p1}z_{p3} - \ddot{x}y_{p3}z_{p1} -$
$\ddot{y}x_{p1}z_{p3} + \ddot{y}x_{p3}z_{p1} + \ddot{z}x_{p1}y_{p3} - \ddot{z}x_{p3}y_{p1}$

$A_3 = \ddot{x}y_1 y_{p2} - \ddot{y}x_1 y_{p2} - \ddot{x}y_{p1}y_{p2} + \ddot{y}x_{p1}y_{p2} - \ddot{x}y_1 z_2 + \ddot{x}y_2 z_1 - \ddot{y}x_2 z_1 + \ddot{y}x_1 z_2 + \ddot{z}x_2 y_1 - \ddot{z}x_1 y_2 -$
$\ddot{x}y_{p2}z_1 + \ddot{y}x_{p2}z_1 + \ddot{z}x_1 y_{p2} - \ddot{z}x_{p2}y_1 - \ddot{x}y_2 z_{p1} + \ddot{x}y_{p1}z_2 + \ddot{y}x_2 z_{p1} - \ddot{y}x_{p1}z_2 - \ddot{z}x_2 y_{p1} + \ddot{z}x_{p1}y_2 +$

$$\ddot{x}y_{p2}z_{p1} - \ddot{y}x_{p2}z_{p1} - \ddot{z}x_{p1}y_{p2} + \ddot{z}x_{p2}y_{p1}$$

$$\begin{aligned}
B = {} & x_1y_3y_{p2} - x_3y_1y_{p2} - x_1y_{p2}y_{p3} + x_{p3}y_1y_{p2} + x_3y_{p1}y_{p2} - x_{p1}y_1y_{p2} + x_{p1}y_{p2}y_{p3} - x_{p3}y_{p1}y_{p2} + \\
& x_1y_2z_3 - x_1y_3z_2 - x_3y_1z_3 + x_2y_3z_1 + x_3y_1z_2 - x_3y_2z_1 - x_1y_2z_{p3} + x_1y_{p3}z_2 + x_2y_1z_{p3} - \\
& x_2y_{p3}z_1 - x_{p3}y_1z_2 + x_{p3}y_2z_1 - x_1y_{p2}z_{p3} + x_3y_{p2}z_1 + x_{p2}y_1z_3 - x_{p2}y_3z_1 - x_2y_3z_{p1} + x_2y_{p1}z_3 + \\
& x_3y_2z_{p1} - x_3y_{p1}z_2 - x_{p1}y_2z_3 + x_{p1}y_3z_2 + x_1y_{p2}z_{p3} - x_{p2}y_1z_{p3} + x_{p2}y_{p3}z_1 - x_{p3}y_{p2}z_1 - \\
& x_2y_{p1}z_{p3} + x_2y_{p3}z_{p1} + x_{p1}y_2z_{p3} - x_1y_{p3}z_2 - x_{p3}y_2z_{p1} + x_3y_{p1}z_2 - x_3y_{p2}z_{p1} + x_{p1}y_{p2}z_3 + \\
& x_{p2}y_3z_{p1} - x_{p2}y_{p1}z_3 - x_{p1}y_{p2}z_{p3} + x_{p2}y_{p1}z_{p3} - x_{p2}y_{p3}z_{p1} + x_{p3}y_{p2}z_{p1}
\end{aligned}$$

因此,各柔索拉力大小的变化率为 $\dfrac{\partial T_i}{\partial t}$。

依据运动学约束方程可知柔索拉力方向的单位向量为

$$\boldsymbol{e}(\boldsymbol{L}_i) = \frac{\boldsymbol{L}_i}{|\boldsymbol{L}_i|} \tag{4.17}$$

由式(4.15)可以计算得到各柔索的拉力的变化率 V_i。

在柔索拉力满足条件 $0 < T_i < T_{max}$(T_{max} 是柔索在允许拉应力条件下的最大拉力)的前提下,柔索的拉力变化率 V_i 不宜太大,若 V_i 过大就会使柔索的拉力变化过大,从而导致牵引点在某一方向上产生瞬间过大的加速度,甚至使柔索拉断或使某条柔索瞬间松弛因失去拉力而失去对牵引点的约束,这样会使该系统的运动极不稳定,所以各柔索的拉力变化率不宜过大。各柔索拉力的变化率较小且各柔索拉力变化率相差不大,表明该系统在运动过程中相对稳定,说明该系统具有较高的运动稳定性。

综上,以此比值综合评价该系统的运动稳定性具有明确的物理意义:

$$\delta_{im} = \frac{V_i}{V_{max}}(i = 1,2,3) \tag{4.18}$$

式中,$V_{max} = \max\{V_1,V_2,V_3\}$。

考虑到运动的平滑性、柔索承受冲击的能力及安全性能等因素,在系统运动稳定性较好时,规定柔索拉力变化率的比值范围为 $\delta_n(0 < \delta_n \leqslant 1)$,$\delta_n$ 的值越接近于1,表明各柔索拉力变化率越相近,系统稳定性越高,即当 δ_{im} 在 δ_n 的取值范围内时,表明该系统具有较高的运动稳定性;δ_n 的取值范围可以根据系统对运动稳定性要求的高低进行取值。

4.4.2 实例仿真分析

下面结合运动学的仿真结果对柔索牵引下肢康复机器人系统的运动稳定性进行仿真分析,计算在吊运过程中各柔索拉力变化率的大小及其比值,进行柔索牵引下肢康复机器人系统的运动稳定性综合评价。在该吊运过程中,取各柔索拉力变化率的比值范围为 $\delta_n = [0.5,1]$,表明该系统在吊运过程中具有较高的运动稳定性。在吊运过程中各柔索的拉力的变化率如图4.2至图4.4所示。

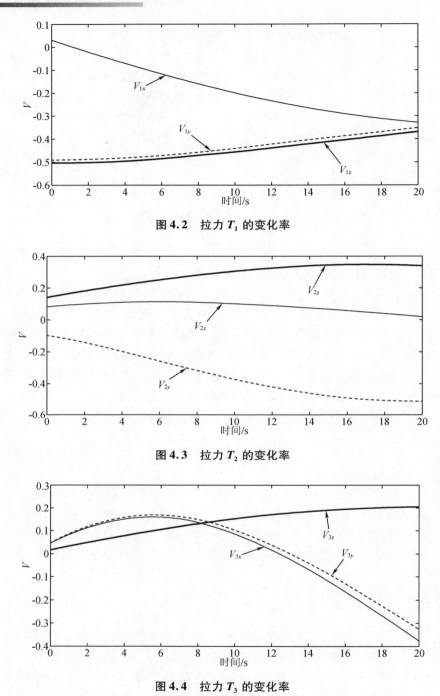

图 4.2　拉力 T_1 的变化率

图 4.3　拉力 T_2 的变化率

图 4.4　拉力 T_3 的变化率

由图 4.2 到图 4.4 可知,各柔索拉力变化率最大分别为 0.705 8、0.621 8、0.536 0,其变化率很小,且最终均趋于稳定,综合可得最大值 $V_{max} = V_1$,由此可以得到其比值如图 4.5 所示。

由图 4.5 可知其拉力变化率比值逐渐趋近于 1,但在刚开始时,其比值 δ_{im} 和 1 相差较大,其主要原因是在刚开始运动时,各柔索刚开始产生拉力,拉力分布不均而导致这种结果,但在运动后期其拉力比值均趋近于 1,并趋于稳定,且比值 δ_{21}、δ_{31} 在合理取值范围 [0.5,1] 内,结合图 4.2 至图 4.4 中的结果,各柔索拉力变化率 V_1、V_2、V_3 均很小,通过拉力变化率及比值综合评定可知,该柔索牵引下肢康复机器人系统在完成该期望任务时具有较高的运动稳定性。

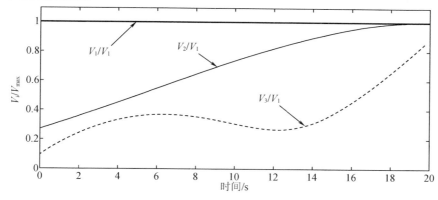

图 4.5　柔索拉力变化率比值

4.4.3　基于力位姿混合评价的动态运动稳定性分析

综合考虑被牵引点在工作空间所处位置、姿态和柔索拉力三个因素评价该系统的动态运动稳定性(以下均简称运动稳定性),三个因素均和稳定性存在关系。被牵引点处于工作空间边缘部位时,柔索拉力分布严重不均匀,甚至出现虚牵现象,难以抵抗外界干扰,使系统控制难度增加,系统稳定性降低;被牵引点处于工作空间中心区域时,柔索拉力分布均匀,且最小柔索拉力增大,柔索牵引下肢康复机器人系统刚度也会增大,被牵引点抵抗外界干扰的能力同样增强,系统稳定性也会提高;被牵引点姿态角除绕 Z 轴的旋转角只要保证柔索不发生相互干扰和缠绕时,对被牵引点的稳定性几乎没有影响,但绕 X、Y 轴转动时,当 φ_1、φ_2 接近 $\pm\pi/2$ 时,会出现柔索虚牵和载荷分配严重不均衡的现象,均会导致被牵引点的运动处于极不稳定的状态,提高了系统防摆抗干扰的控制难度,可以从柔索拉力分布均匀性和系统防摆、抗干扰的控制难易程度出发定义三个性能因子和运动稳定性。综上所述,在工作空间中线处柔索拉力分布均匀、稳定性程度较高及防摆控制较容易,故以接近工作空间竖直中线和 φ_1、φ_2 接近 $\pm\pi/2$ 的程度作为定义性能因子的总体原则。

1. 柔索牵引下肢康复机器人系统位置性能因子

以 3 台机器人组成的柔索牵引下肢康复机器人系统为例分析,柔索长度 L_i 可表示为

$$L_i = \sqrt{(x_i - x_{pi})^2 + (y_i - y_{pi})^2 + (z_i - z_{pi})^2} \quad (i = 1,2,3) \tag{4.19}$$

如图 4.6 所示,P 为被牵引点运动过程中的当前位置,假设直线 MQ 为柔索牵引下肢康复机器人系统工作空间的竖直中线,M 为工作空间最上表面几何中心,Q 为被牵引点

质心 P 当前所在水平面与柔索牵引下肢康复机器人系统工作空间竖直中线的交点,基于柔索牵引下肢康复机器人系统运动学模型,提出系统的位置性能因子 $\wp_{w_-}$ 和 $\wp_{w_\perp}$ 来评价被牵引点当前位置与工作空间几何中心和上表面之间的距离,分别为

$$\wp_{w_-} = \frac{\tan \theta_P}{\tan \theta_Q} \tag{4.20}$$

$$\wp_{w_\perp} = \frac{\tan \theta_M}{\tan \theta_Q} \tag{4.21}$$

式中,θ_P、θ_Q 和 θ_M 分别表示被牵引点在 P、Q 和 M 点时被牵引点和最小柔索拉力对应机器人末端连线与水平面之间的夹角;θ 为工作空间中任意一点对应被牵引点和最小柔索拉力对应机器人末端连线与水平面之间的夹角,可得

$$\theta = \frac{\arctan(z_{bi}^* - z)}{A} \tag{4.22}$$

$$A = \sqrt{(x_{bi}^* - x) + (y_{bi}^* - y)} \tag{4.23}$$

式中,$(x_{bi}^*, y_{bi}^*, z_{bi}^*)$ 为当前位置姿态下最小柔索拉力对应柔索与机器人末端坐标位置。

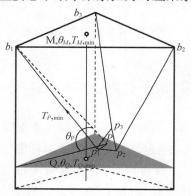

图 4.6　位置和柔索拉力性能因子示意图

2. 柔索牵引下肢康复机器人系统姿态性能因子

被牵引点绕 Z 轴旋转只要保证柔索之间不发生相互缠绕和干涉,根据结构稳定性可知绕 Z 轴的旋转角 φ_3 对被牵引点的运动稳定性没有影响,但被牵引点绕 X、Y 轴转动时,当 φ_1、φ_2 接近 $\pm\pi/2$ 时,会出现柔索虚牵和载荷分配严重不均衡的现象,均会导致被牵引点的运动处于极不稳定的状态,应避免该现象的发生,故需引入姿态性能因子。

引入姿态性能因子 $\wp_{a1}$ 和 $\wp_{a2}$ 来衡量姿态角 φ_1 和 φ_2 接近 $\pm\pi/2$ 的程度,可表示为

$$\wp_{a1} = \frac{\left(\left| \pm\dfrac{\pi}{2} \right| - |\varphi_1| \right)}{\left| \pm\dfrac{\pi}{2} \right|} \tag{4.24}$$

$$\wp_{a2} = \frac{\left(\left| \pm\dfrac{\pi}{2} \right| - |\varphi_2| \right)}{\left| \pm\dfrac{\pi}{2} \right|} \tag{4.25}$$

若 $\wp_{a1}$、$\wp_{a2}$ 越小,被牵引点姿态角 φ_1、φ_2 越接近 $\pm\pi/2$,其运动稳定程度越低;反之, $\wp_{a1}$、$\wp_{a2}$ 越大,被牵引点姿态角 φ_1、φ_2 越趋近于 0,其运动稳定程度越高。

3. 柔索牵引下肢康复机器人系统柔索拉力性能因子

被牵引点可在柔索的单向牵引下实现运动。利用牛顿 – 欧拉方程建立的柔索牵引下肢康复机器人系统的动态静力学平衡方程为

$$J^{\mathrm{T}}T = F \tag{4.26}$$

式中,$T > 0$ 为柔索拉力,且 $T = [t_1, t_2, t_3]^{\mathrm{T}}$,$t_i \in [t_{\min}, t_{\max}]$,$t_{\min}$ 为柔索预紧力,$t_{\max}$ 为柔索最大许可拉力;F 为被牵引点受到的外力旋量,由 6 个分量组成的列向量,$J^{\mathrm{T}} = [J_1, J_2, J_3]$ 为系统的结构矩阵,且

$$J_i = \begin{bmatrix} e_i \\ (^{O}R_P{}^{P}P_i) \times e_i \end{bmatrix} = \frac{1}{\|^{O}P_i - {}^{O}b_i\|} \cdot \begin{vmatrix} {}^{O}P_i - {}^{O}b_i \\ {}^{O}R_P \times ({}^{O}P_i - {}^{O}b_i) \end{vmatrix} \quad (i = 1, 2, 3) \tag{4.27}$$

式中,e_i 为柔索单位长度向量;$^{O}P_i$、$^{P}P_i$ 分别为被牵引点与柔索连接结点 P_i 在全局坐标系 $\{O\}$ 和体坐标系 $\{P\}$ 中的位置;$^{O}b_i$ 为各机器人末端与柔索连接结点 b_i 在全局坐标系 $\{O\}$ 中的位置;$^{O}R_P$ 为坐标 P 相对于坐标系 O 的旋转矩阵;$^{P}R_P$ 为点 P_i 在坐标系中的坐标。

在矩阵 J 满秩的情况下,其柔索拉力可以表示为

$$T = (J^{\mathrm{T}})F + h\lambda \quad (t_{\min} \leqslant t_i \leqslant t_{\max}) \tag{4.28}$$

式中,$h \in \mathbf{R}^m$,其列向量张成了零空间 $N(J^{\mathrm{T}})$。若被牵引点位置在系统动力学工作空间内,则得到

$$\max_{1 \leqslant i \leqslant m} \frac{t_{\min} - t_{\mathrm{eff}}(i)}{h_i} \leqslant \lambda \leqslant \min_{1 \leqslant i \leqslant m} \frac{t_{\max} - t_{\mathrm{eff}}(i)}{h_i} \tag{4.29}$$

当 J^{T} 满秩时,定义 $T_{\mathrm{eff}} = (J^{\mathrm{T}})^+ F$,表示动力学方程的最小范数解;$t_{\mathrm{eff}}(i)$ 为 T_{eff} 的一个分量;$(J^{\mathrm{T}})^+$ 为结构矩阵 J^{T} 的 Moore – Penrose 广义逆。T_{nul} 是零空间 $N(J^{\mathrm{T}})$ 的一个分量,且 $T_{\mathrm{nul}} = h\lambda$,柔索拉力可表示为

$$T = T_{\mathrm{eff}} + T_{\mathrm{nul}} \tag{4.30}$$

由于被牵引点处于同一位置和姿态时,柔索拉力可能存在多组解的情况,在实际控制时需要实时计算出确定的柔索拉力,因此,应建立符合实际的拉力优化目标,唯一确定柔索拉力,以提高系统运动稳定性。柔索牵引下肢康复机器人系统的柔索拉力优化模型可以表示为

$$\begin{cases} \min_{T} f \\ \mathrm{s.t.} \quad J^{\mathrm{T}}T = F \\ \max_{1 \leqslant i \leqslant m} \dfrac{t_{\min} - t_{\mathrm{eff}}(i)}{h_i} \leqslant \lambda \leqslant \min_{1 \leqslant i \leqslant m} \dfrac{t_{\max} - t_{\mathrm{eff}}(i)}{h_i} \end{cases} \tag{4.31}$$

式中,f 为优化性能指标。

采用柔索拉力最小方差作为优化性能目标,可唯一确定柔索拉力,即

$$f(\lambda) = \min \left\{ \sum_{t=0}^{t=t_{\max}} \left[\frac{1}{c} \left(\sum_{i=1}^{i=c} (S_i^t - E^t(S))^2 \right) \right] \right\} \tag{4.32}$$

式中,c 为 t 时刻被优化参数解的个数;S_i^t 为 t 时刻第 i 个被优化参数的解;$E^t(S)$ 为 t 时刻

被优化参数的算术平均值,则

$$E^t(S) = \frac{S_1^t + S_2^t + \cdots + S_c^t}{c} \qquad (4.33)$$

采用最小方差作为优化目标是因为最小方差可以使得到的运动均匀变化,柔索拉力均衡平滑有助于提高被牵引点的运动稳定性。

柔索拉力 **T** 可由式(4.31)求得,被牵引点 P 在工作空间内当前位置时 3 根柔索中最小的柔索拉力为 $T_{P,\min}$,基于动力学模型求解得

$$T_{P,\min} = \min(\boldsymbol{T}) \qquad (4.34)$$

假设 $T_{Q,\min}$、和 $T_{M,\min}$ 分别表示被牵引点在 Q 和 M 点时 3 根柔索拉力最小的柔索拉力,当最小柔索拉力被确定时,可用柔索拉力性能因子 $\wp_{t\_}$ 和 $\wp_{t\perp}$ 来评价最小柔索拉力在工作空间内水平面和竖直中线上的分布情况,可表示为

$$\wp_{t\_} = \frac{T_{P,\min}}{T_{Q,\min}} \qquad (4.35)$$

$$\wp_{t\perp} = \frac{T_{Q,\min}}{T_{M,\min}} \qquad (4.36)$$

由相关定义可知,柔索牵引下肢康复机器人系统的柔索拉力性能因子与被牵引点所处位置、姿态均有关系,因此,三个性能因子之间存在密切的关系。

4.4.4 柔索牵引下肢康复机器人系统力位姿混合动态运动稳定性定义和评价指标

由于多机器人协调柔索牵引下肢康复机器人系统是通过柔索牵引来实现被牵引点的运动期望,因此,当其受到来自外界的干扰时,被牵引点的运动状态很有可能会发生改变,若被牵引点的运动状态在某一时刻受到外界干扰时发生了变化,则柔索牵引下肢康复机器人系统运动不稳定。该柔索牵引下肢康复机器人系统的运动稳定性是指柔索牵引下肢康复机器人系统受到外界干扰时,系统约束最小的方向抵制外界干扰的能力。影响柔索牵引下肢康复机器人系统运动稳定性的因素主要有三个,即被吊物在工作空间内所处的位置、姿态及对应时刻最小柔索拉力。

在工作空间内,当柔索拉力和姿态一定时,被牵引点可达位置点不同,其被牵引点的运动稳定性也不同;当柔索拉力和位置一定时,不同的姿态角会对被牵引点的运动稳定程度产生不同的影响;当位置和姿态一定时,由于系统的解的冗余性,会造成最小柔索拉力的不同,使其被牵引点的运动稳定性不同。因此,需要综合考虑被牵引点在工作空间内所处位置、姿态和被牵引点当前所处位姿时最小柔索拉力三个方面的因素进行运动稳定性的研究。综合上一节提出的性能因子,通过加权方式得到柔索牵引多机器人协调柔索牵引下肢康复机器人系统力位姿混合运动稳定性评价指标 S_d,S_d 可以用来评价在整个工作空间内柔索牵引下肢康复机器人系统的运动稳定性,而且加权后的 S_d 的数值大小可以用来评价柔索牵引下肢康复机器人系统的运动稳定裕度,直接反映当前运动状态下的稳定程度。S_d 可表示为

$$S_d = (\lambda_1^w \wp_{w\_} + \lambda_2^t \wp_{t\_}) \cdot (\lambda_1^t \wp_{w\perp} + \lambda_2^t \wp_{t\perp}) \cdot (\lambda_1^a \wp_{a1} + \lambda_2^a \wp_{a2}) \qquad (4.37)$$

式中，λ_1^w，λ_2^w，λ_1^t，λ_2^t，λ_1^a 和 λ_2^a 为加权系数，且 $\lambda_1^w + \lambda_2^w = 1$，$\lambda_1^t + \lambda_2^t = 1$，$\lambda_1^a + \lambda_2^a = 1$。

一般性地，每组加权系数与之相对应的一种构型参数和柔索拉力的优化目标相关。对相同的构型参数和柔索拉力优化目标而言，选取不同的加权参数 λ_1^w，λ_2^w，λ_1^t，λ_2^t，λ_1^a 和 λ_2^a，在工作空间内处于同一运动状态，求得的运动稳定裕度也不同。在多机器人协调柔索牵引下肢康复机器人系统的稳定裕度求解过程中，加权系数反映了被牵引点的位置性能因子、姿态性能因子及柔索拉力性能因子在运动过程中对被牵引点运动稳定性的贡献大小和重要性程度。

$\wp_{w\perp}$ 和 $\wp_{t\perp}$ 分别表示被牵引点在工作空间竖直中线上任一点位置到工作空间上表面的距离和竖直中线上最小柔索拉力的分布情况。由于柔索牵引下肢康复机器人系统构型在结构上完全对称，在工作空间内竖直中线也就处于整个工作空间的对称中心上，因此，加权系数 λ_1^t 和 λ_2^t 相等，取值 $\lambda_1^t = \lambda_2^t = 0.5$。加权系数 λ_1^a 和 λ_2^a 表述姿态性能因子 $\wp_{a1}$ 和 $\wp_{a2}$ 对被牵引点运动稳定裕度的贡献程度，由于被牵引点绕 X、Y 轴的旋转角位移对被牵引点运动状态影响程度相同，所以，加权系数 λ_1^a 和 λ_2^a 相等，取值 $\lambda_1^a = \lambda_2^a = 0.5$。加权系数 λ_1^w 和 λ_2^w 分别表示位置性能因子和柔索拉力性能因子对被牵引点运动稳定裕度的影响程度，如果位置性能因子和柔索拉力性能因子对被牵引点运动稳定裕度的贡献和重要程度相同，则加权系数可取值 $\lambda_1^w = \lambda_2^w = 0.5$；如果位置性能因子比柔索拉力性能因子对被牵引点运动稳定裕度的贡献大，且重要程度高，则加权系数 $\lambda_1^w > 0.5$、$\lambda_2^w < 0.5$；如果位置性能因子比柔索拉力性能因子对被牵引点运动稳定裕度的贡献小，且重要程度低，则加权系数 $\lambda_1^w < 0.5$、$\lambda_2^w > 0.5$。综上所述，柔索牵引下肢康复机器人系统构型参数一定时，柔索拉力主要取决于被牵引点在工作空间内所处的位置和姿态，所以位置性能因子比柔索拉力性能因子对被牵引点运动稳定裕度的贡献大、重要程度高，可选取 $\lambda_1^w = 0.6$、$\lambda_2^w = 0.4$ 可较为客观合理地衡量、评价位置性能因子和柔索拉力性能因子对被牵引点运动稳定程度的影响情况。

提出的力位姿混合运动稳定性评价指标 S_d 的合理取值范围为 $[0,1]$，运动稳定性评价指标 $S_d = 0$ 表示位置处于工作空间之外或被牵引点绕 X、Y 轴的姿态角均为 $\pm\pi/2$ 的点，处于不稳定状态，因此，稳定裕度为 0；运动稳定性评价指标 $S_d = 1$ 表示被牵引点动态运动稳定性最好的位置点，即工作空间竖直中线和上表面的交点，且被牵引点绕 X、Y 轴的姿态角均为 0° 的位置，其稳定裕度值为 1；工作空间内其他位置和姿态点的稳定裕度值均在 0 和 1 之间。

4.4.5　基于稳定裕度的稳定工作空间求解

在工作空间中，被牵引点所处不同的位置和姿态都具有不同的稳定裕度，满足一定稳定裕度值的可达位置点的集合称为稳定工作空间。稳定裕度限制值的大小取决于对柔索牵引下肢康复机器人系统运动要求的严格程度：若要求很严格，稳定裕度限制值可取接近 1 的较大值；若要求不严格，稳定裕度限制值可取接近 0 的较小值。其具体求解步骤如下。

（1）确定柔索牵引下肢康复机器人系统构型参数，并给定稳定裕度限制值 $S_d^\dagger$ 和外力

旋量 F;

（2）采用蒙特·卡洛方法随机产生合理的机器人末端位置和被牵引点姿态，通过式（4.27）求解矩阵 J^T 和零空间 $N(J^T)$；

（3）通过优化式（4.31）和式（4.34）计算当前最小柔索拉力 $T_{P,\min}$ 及 $T_{M,\min}$、$T_{Q,\min}$；

（4）通过式（4.20）、式（4.21）计算当前位置和姿态时的位置性能因子，通过式（4.24）、式（4.25）计算当前位置和姿态时的姿态性能因子，通过式（4.35）、式（4.36）计算当前位置和姿态时的柔索拉力性能因子；

（5）通过式（4.37）计算当前运动状态的稳定裕度 S_d；

（6）判断 S_d 是否大于稳定裕度限制值 $S_d^\dagger$，若是则记录下该点的位置；否则，返回步骤（2）进行下一位置点的稳定裕度计算判断；

（7）重复步骤（2）～（6），直至结束。

4.4.6 抗干扰稳定工作空间求解

动态运动稳定性是指在当前运动状态下被牵引点受到外界干扰时，被牵引点抵抗外界干扰的能力，即保持当前所处位置和姿态不发生变化的能力。抗干扰稳定工作空间是在当前运动状态下，在对被牵引点添加外界干扰（即外力）的情况下，先假设被牵引点运动稳定，然后再根据工作空间约束条件，得到属于所有工作空间的位置点，这些位置点的集合称为抗干扰稳定工作空间。在抗干扰稳定工作空间内的位置点受到外界干扰时，可通过调节各柔索拉力来平衡抵抗外力。4.4.5 节的工作空间是未受到外界干扰的稳定工作空间，本节在 4.4.5 节的基础上对被牵引点添加外界干扰，得到抗干扰稳定工作空间，并通过和稳定工作空间比较，可验证该稳定性评价指标的合理性。

4.4.7 实例仿真分析

下面在动力学仿真实例参数的基础上，分别给出不同的工况及在各工况下以第三类系统柔索长度和机器人末端同时变化为例对工作空间内运动稳定性进行仿真计算，从而得到各因素对柔索牵引下肢康复机器人系统运动稳定性的影响程度。

图 4.7 为被牵引点姿态角 $\varphi_1 = \varphi_2 = 0$，且运动稳定裕度限制值 $S_d^\dagger = 0.2$ 时的稳定工作空间。图 4.7（a）和 4.7（b）表明该柔索牵引下肢康复机器人系统的工作空间为三棱柱，由图 4.7（c）可知，$S_d^\dagger = 0.2$ 时，稳定工作空间由底部至上部逐渐增大，表明工作空间上部的运动稳定程度优于工作空间底部；将 $S_d^\dagger$ 增大到 0.3 时柔索牵引下肢康复机器人系统的稳定工作空间如图 4.8 所示，图 4.8（b）和图 4.7（c）相比较可知，满足要求的稳定工作空间体积减小，尤其在工作空间的下部减小得尤为突出，进一步表明工作空间上部的运动稳定程度优于工作空间底部。

在图 4.7 所示的工况基础下，将被牵引点绕 X、Y 轴旋转的姿态角增加到 $\varphi_1 = \varphi_2 = \pi/12$，对图 4.9（a）和图 4.7（b）相比较可知，工作空间三棱柱的棱变成倒圆角的形式，表明工作空间中心区域的运动稳定程度优于工作空间边界区域的稳定程度；对图 4.9（b）

和图4.7(c)相比较可知,姿态角 φ_1、φ_2 增大,系统的稳定工作空间体积减小,姿态角 φ_1、φ_2 对工作空间上部的运动稳定程度影响很大。

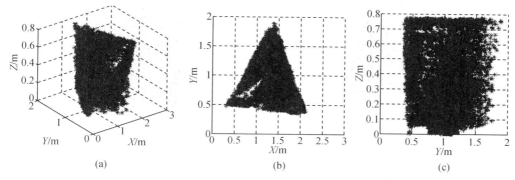

图4.7　$\varphi_1 = \varphi_2 = 0, S_d^{\dagger} = 0.2$ 时的稳定工作空间

　　综上所述,柔索牵引下肢康复机器人系统工作空间的上部和中心区域运动稳定程度高,性能因子和稳定裕度值较高,柔索拉力变化均匀,因此,被牵引点在工作空间上部和中心区域运动比较平稳,但被牵引点姿态角对工作空间上部的运动稳定程度影响比较明显。

　　在吊运过程中,由于种种原因,被牵引点会受到来自外界的干扰,在 Z 轴方向上的外界干扰会对被牵引点的运动稳定性产生一定影响,但和 X、Y 轴上外力干扰产生的影响相比可以忽略,因此,主要考虑外界干扰力 F_X 和 F_Y 对被牵引点运动稳定性的影响。在运动过程中被牵引点一般主要受到风力的作用,在图4.7的工况下,假设风力对被牵引点产生的干扰力为 $F_X = F_Y = 20$ N,此时柔索牵引下肢康复机器人系统的抗干扰稳定工作空间如图4.10所示。

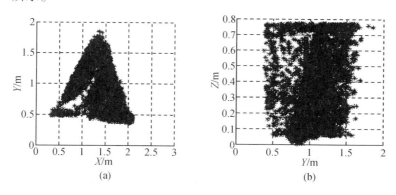

图4.8　$\varphi_1 = \varphi_2 = 0, S_d^{\dagger} = 0.3$ 时的稳定工作空间

　　通过图4.10外力为20 N的抗干扰稳定工作空间与图4.7所示的未受外力干扰的稳定工作空间比较可知,外力的干扰使柔索牵引下肢康复机器人系统的稳定工作空间减小,稳定工作空间底部和边界区域的减小较明显,对工作空间上部和中心区域的影响不大,表明工作空间上部和中心区域的运动稳定程度较高,其下部和边界区域的运动稳定程度较低。因此,在轨迹规划时要重点考虑运动稳定性的问题,避免被牵引点在运动稳

定程度低的空间内运行。

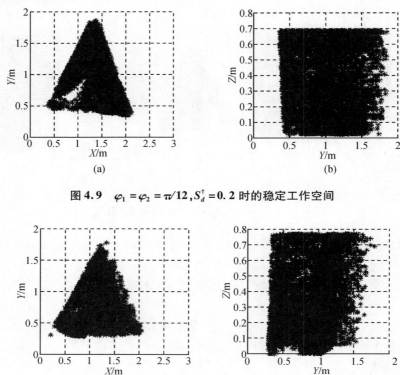

图 4.9　$\varphi_1 = \varphi_2 = \pi/12, S_d^\dagger = 0.2$ 时的稳定工作空间

图 4.10　$\varphi_1 = \varphi_2 = 0, S_d^\dagger = 0.2, F_X = F_Y = 20$ N 时抗干扰稳定工作空间

对基于力位姿混合动态运动稳定性评价方法和基于柔索拉力变化率及比值方法的动态运动稳定性评价方法相比较,其更加全面地考虑了被牵引点在工作空间内当前所处位置和姿态。结合上述实例仿真分析,下面分析牵引点位置、姿态及柔索拉力对柔索牵引下肢康复机器人系统的动态运动稳定性的影响。

（1）牵引点位置对柔索牵引下肢康复机器人系统的动态运动稳定性的影响:当被牵引点处在工作空间的边界时,各柔索拉力分布会出现不均衡的现象,甚至有些柔索会出现虚牵的现象,导致柔索牵引下肢康复机器人系统自身结构上出现失稳现象,导致在工作空间边界处的稳定性差一些;当被牵引点处在工作空间的上部分时,柔索拉力增大,系统刚度较大,因此,柔索牵引下肢康复机器人系统的动态运动稳定性较好,但付出的代价是柔索拉力较大,需要消耗更多的能量去维持这种稳定的状态。

（2）牵引点姿态对柔索牵引下肢康复机器人系统的动态运动稳定性的影响:当被牵引点处于同一位置时,除绕 Z 轴旋转的角位移外,被牵引点姿态角增大,致使各柔索拉力分布得严重不均匀,使有些柔索拉力急剧增加、有些柔索出现虚牵,同样使柔索牵引下肢康复机器人系统动态运动稳定性降低。

（3）柔索拉力对柔索牵引下肢康复机器人系统的动态运动稳定性的影响:柔索拉力增大,系统刚度较大,因此,柔索牵引下肢康复机器人系统的动态运动稳定性较好,付出的代价是柔索拉力较大,需要消耗更多的能量去维持这种稳定的状态。

基于上述讨论和仿真分析可知上述方法是合理的,因此,上述对稳定性分析方法可扩展到该类系统中,对系统规划和控制提供了一定的理论基础。

4.5　本章小结

本章主要研究了柔索式多机器人协调柔索牵引下肢康复机器人系统的静态运动稳定性和动态运动稳定性,通过分析讨论和实例仿真计算得出以下结论。

(1)应用克拉索夫斯基法对柔索牵引下肢康复机器人系统的静态运动稳定性进行了分析,并给出了稳定性评价方法,通过仿真计算得出如下结论:三类柔索牵引下肢康复机器人系统在静平衡工作空间内均是稳定的,且稳定程度关系在定柔索长度情况下系统稳定性最好,变柔索长度情况下系统的稳定性次之,最差是柔索长度和机器人末端位置同时变化的情况。

(2)分别采用基于柔索拉力变化率及比值方法和基于力位姿混合的动态运动稳定性评价两种方法对柔索牵引下肢康复机器人系统的动态运动稳定性进行了分析,并通过实例仿真分析得出以下结论:

①工作空间上部的动态运动稳定程度优于工作空间底部的动态运动稳定程度;

②工作空间中心区域的运动稳定程度优于工作空间边界区域的运动稳定程度;

③姿态角 φ_1、φ_2 增大,则系统的稳定工作空间体积减小,姿态角 φ_1、φ_2 对工作空间上部的运动稳定程度影响很大。

柔索牵引下肢康复机器人系统稳定性的研究为进一步优化柔索牵引下肢康复机器人系统的轨迹规划和防摆控制奠定了基础。

参考文献

[1]　YAO R, ZHU W, SUN C, ET AL. Pose panning for the feed support system of fast [J]. Advances in Mechanical Engineering, 2014(3):15－25.

[2]　杨启志,曹电锋,赵金海.上肢康复机器人研究现状的分析[J].机器人,2013, 35 (5):630－640.

[3]　苏程,王砚麟,刘继涛,等.紧耦合多机器人联合吊运系统虚拟平台仿真设计[J].系统仿真学报,2015, 27(12):2981－2987.

[4]　赵志刚,王砚麟.柔索牵引式多机器人协调吊运系统的运动性能[J].中国科技论文,2016, 11(22):2537－2541,2552.

[5]　王砚麟,赵志刚,苏程,等.欠约束多机协调吊运系统工作空间和运动稳定性分析 [J].振动与冲击,2017, 36(16):44－50.

[6]　YANLIN W, ZHAO Z G, LI J S, et al. Analysis of workspace of cable-typing close-

coupling multi-robot collaboratively to wing system[J]. UPB Scientific Bulletin, Series D: Mechanical Engineering, 2016, 78(4): 3-14.

[7] YANLIN W, ZHAO Z G, SHI G T, et al. Dynamics analysis of the cable-tying close-coupling multi-robot collaboratively towing system[J]. UPB Scientific Bulletin, Series D: Mechanical Engineering, 2017, 79(2): 3-20.

[8] ZI B, CAO J, ZHU Z, et al. Design, dynamics, and workspace of a hybrid-driven-based cable parallel manipulator[J]. Mathematical Problems in Engineering, 2013 (1):1024-1038.

[9] 仇原鹰,魏强,段宝岩,等. 冗余度大型射电望远镜广义 Swetart 平台[J]. 机械工程学报,2010,37(12):7-10.

[10] BEHZADIPOUR S, KHAJEPOUR A. Stiffness of cable-based parallel manipulators with application to stability analysis[J]. Journal of Mechanical Design, 2006, 128 (1): 303-310.

[11] NATHAN M, JONATHAN F, VIJAY K. Cooperative manipulation and transportation with aerial robots[J]. Autonomous Robot, 2011, 30(1): 73-86.

[12] BOSSCHER P M, IMME E U. A stability measure for under constrained cable-driven robots[J]. IEEE International Conference on Robotics and Automation, 2004(2): 4943-4949.

[13] 保宏,段宝岩,陈光达,等. 大射电望远镜舱索系统的控制与实验[J]. 中国机械工程,2007, 18(14): 1643-1647.

[14] MOHAMMAD A. KHOSRAV I, HAMID D. Robust pid control of fully-constrained cable driven parallel robots[J]. Mechatronics, 2014, 24(2):87-97.

[15] 韦慧玲,仇原鹰,盛英. 一种绳牵引摄像机器人的运动控制策略与稳定性研究[J]. 振动与冲击,2017, 36(9): 93-100,171.

[16] LIU P, QIU Y Y, SU Y. On the minimum cable tensions for the cable-based parallel robots[J]. Journal of Applicated Mathmatics, 2014(1):1110-1118.

[17] 刘鹏,仇原鹰. 绳牵引摄像机器人的力位混合稳定性评价方法[J]. 西安电子科技大学学报:自然科学版, 2016, 43(01):100-106.

[18] 王砚麟. 柔索式紧耦合多机器人吊运系统建模和稳定性分析[D]. 兰州:兰州交通大学,2017.

[19] 赵志刚,王砚麟,李劲松. 多机器人协调吊运系统的力位姿混合运动稳定性评价方法[J]. 哈尔滨工程大学学报,2018,39(2):1-7.

[20] JIANG Q M, KUMAR V. The inverse kinematics of cooperative transport with multiple aerial robots[J]. IEEE Transactions on Robotics, 2013, 29(1):136-145.

第5章 柔索牵引下肢康复机器人柔顺性控制研究

5.1 引　　言

随着对机器人的研究越来越深入,对其控制系统除了要求整体的鲁棒性、稳定性和安全性外,还对人机交互与环境交互之间具有的柔顺性提出了要求。当机器人与外界环境进行人机交互时,因接触而产生的作用力可能影响机器人的运动平稳性,因此需要对机器人的柔顺性进行研究。

Hogan 提出了一种阻抗控制方法,其在文章中指出使用阻抗控制能够实现机器人柔顺性控制,为了使机器人位置和力达到某种理想的动态关系,可以调节机器人末端的阻抗参数。在阻抗控制中,可采用相同的控制策略实现处于相同框架内的力控制和位置控制。因此,阻抗控制不仅具有任务规划量少的优点,还具有对干扰因素和不确定性鲁棒性强的优点。

Seul Jung 提出了一种单一力阻抗控制方案,该控制方案能追踪期望力,并且补偿存在于环境位置中的不确定性。动力学模型中的不确定性通过位置控制算法进行补偿。当机器人与外界环境接触时,基于期望力、外界环境和位置误差,建立阻抗控制方程,该控制方程既简单又稳定。Richardson 等人研制出三自由度机器人,并将其应用于物理疗法中。该机器人系统的阻抗控制器基于铰接空间极点配置位置控制器。由于在机器人结构中施加了线性优化策略,进而改善了铰接空间控制器的性能,增强线性化,使最优化的控制策略能够改善 PID 铰接空间的响应,通过实验验证了该阻抗控制器的有效性。

相关文献提出了一种内外环控制策略,在该控制策略中,通过建立的力误差二次型性能指标获得外环参考位置的修正量,具有良好鲁棒性的位置控制内环补偿机器人动力学模型中的不确定性,以此增强控制系统的精确度;将机械手末端力和位置用线性函数表示,通过选择恰当的机械手刚度矩阵,以实现机械手在约束方向上的柔顺性,该方法的缺点是不能保证全局的动态稳定;利用视觉信息调节机械手和外部物体间的虚拟阻抗,对驱动冗余机器人进行了详细的研究,不仅具有在机器人末端产生视觉阻抗模型的特性,还具有机器人关节能生成阻抗的特性。当机器人与外界环境接触时,每个关节会因环境的冲击力而产生冲击力矩。因为在关节中设计了阻抗,该阻抗将在自由运动空间内产生一个与机器人每个关节的驱动力相反的冲击力矩运动,进而减少冲击。

为了保证训练者的安全,康复机器人需要具有一定的柔顺性。本章将从被动柔顺性控制与主动柔顺性控制两方面进行研究。其中,被动柔顺性控制主要通过在柔索中加入具有一定阈值的弹簧来实现,通过柔索位置和柔索拉力反馈,采用基于力的阻抗控制策略,并在其中加入前馈控制,实现运动控制中的主动柔顺性。本章将着重解决以下问题:含有刚性运动支链的柔索牵引下肢康复机器人柔索牵引单元数学模型的建立;建立柔索牵引单元复合控制策略;建立含有刚性运动支链的柔索牵引下肢康复机器人基于力的阻抗控制策略;分析外部干扰对控制系统的影响。

5.2 柔索牵引单元模型

依据柔索牵引单元的系统组成和特点,建立含有刚性运动支链的柔索牵引下肢康复机器人柔索牵引单元模型。该机器人是模块化的且可重构,3 组特性相同的柔索牵引单元协调工作。柔索牵引单元通过柔索将负载力施加给患者,实现运动控制。为了能更好地研究柔索对系统的影响,考虑柔索在运动过程中振动频率较低,可以将其简化成一个集中模型——"弹簧 – 阻尼"模型,如图 5.1 所示。

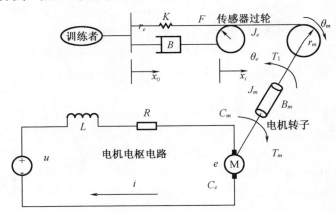

图 5.1　含有刚性运动支链的柔索牵引下肢康复机器人柔索牵引单元机理模型

在如图 5.1 所示的柔索牵引单元模型中:u 是永磁式直流力矩电机电枢电压;L 是电机回路电感;R 是电机回路电阻;e 是电机反电动势;C_e 是电机反电动势常数;i 是电机回路电流;C_m 是电机力矩常数;T_m 是电机驱动力矩;J_m 是电机转动惯量;B_m 是电机黏性摩擦系数;T_1 是外负载力矩(电动机输出力矩);r_m 是柔索牵引轮半径;θ_m 是柔索牵引轮转角;r_e 是张力传感器过轮半径;θ_e 是张力传感器过轮转角;J_e 是张力传感器转动惯量;K 是柔索刚度系数;B 是柔索阻尼系数;F 是柔索牵引单元张力,可通过拉力传感器测量出来;x_0 是柔索末端位移;x_i 是张力传感器过轮单元线位移。

依据达朗贝尔原理,电机转子处的静平衡方程为

$$T_m - T_1 = J_m \ddot{\theta}_m + B_m \dot{\theta}_m \tag{5.1}$$

$$T_m = C_m \cdot i \tag{5.2}$$

永磁式直流力矩电机电枢回路方程为

$$L \frac{\mathrm{d}i}{\mathrm{d}t} + Ri + e = u \tag{5.3}$$

$$e = C_e \frac{\mathrm{d}\theta_m}{\mathrm{d}t} \tag{5.4}$$

在康复机器人工作过程中,柔索与张力传感器过轮之间产生摩擦力,此摩擦力作为过轮的动力,使过轮在平面内转动。考虑不打滑临界条件,依据欧拉公式有

$$T_{\max} = 2\left(F_{\max} - q_0^2 v\right)\left(1 - \frac{2}{e^{f\alpha} + 1}\right) \tag{5.5}$$

式中,e 为自然对数的底;f 为柔索与过轮之间的摩擦系数;α 为柔索在过轮上的包角;q_0 为单位长度质量;v 为柔索速度;$F_{\max}$ 为柔索不被拉断的最大力。

由式(5.5)可以看出,柔索在过轮上的包角越大,$T_{\max}$ 就越大。并联机器人中第 i 根柔索与第 i 个过轮结构简图如图5.2所示。

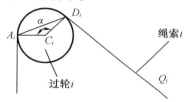

图5.2　柔索 i 在过轮 i 上包角示意图

通过过轮上圆的方程及圆外一点 Q_i 即可求出切点的坐标。
张力传感器过轮单元的平衡方程为

$$\frac{T_1}{r_m} r_e - F r_e = J_e \ddot{\theta}_e \tag{5.6}$$

$$F = K(x_i - x_0) + B(\dot{x}_i - \dot{x}_0) \tag{5.7}$$

$$r_e \theta_e = r_m \theta_m \tag{5.8}$$

$$x_i = \theta_e \cdot r_e \tag{5.9}$$

$$v_0 = \dot{x}_0 \tag{5.10}$$

对式(5.1)进行拉式变换得到传动机构模型为

$$T_m(s) - T_1(s) = (J_m s^2 + B_m s)\theta_m(s) \tag{5.11}$$

将式(5.3)、式(5.4)联立进行拉式变换,得到电机电枢回路模型为

$$I(s) = \frac{U(s) - C_e s \theta_m(s)}{Ls + R} \tag{5.12}$$

对式(5.5)进行拉式变换,得到传感器过轮模型为

$$T_1(s) \frac{r_e}{r_m} - F(s) r_e = J_e s^2 \theta_e(s) \tag{5.13}$$

对式(5.6)进行拉式变换,得到柔索"弹簧 - 阻尼"模型为

$$F(s) = (Bs + K)X_i(s) - (Bs + K)X_0(s) \tag{5.14}$$

进而可以得出柔索牵引单元的数学模型为

$$F(s) = G_1(s)U(s) - G_2(s)V_0(s) \tag{5.15}$$

由式(5.10)至式(5.13)得出柔索牵引单元方框图如图5.3所示。

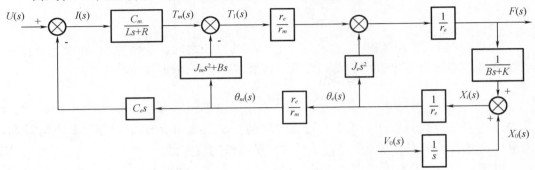

图 5.3 柔索牵引单元方框图

在柔索牵引单元加载系统中，$G_1(s)$是从输入电压u到输出力F的数学模型，是前向通道传递函数；$G_2(s)$是输入速度v_0到输出力F的对象模型，是扰动传递函数。

前向通道传递函数为

$$G_1(s) = \frac{r_m C_m (Bs + K)}{J_p L s^3 + (J_p R + B_p L)s^2 + (B_p R + KLr_m^2 + C_m C_e)s + KRr_m^2} \tag{5.16}$$

扰动传递函数为

$$G_2(s) = \frac{(Bs + K)[J_p L s^2 + (J_p R + B_m L)s + B_m R + C_m C_e]}{J_p L s^3 + (J_p R + B_p L)s^2 + (B_p R + KLr_m^2 + C_m C_e)s + KRr_m^2} \tag{5.17}$$

式中，J_p为柔索牵引单元等效转动惯量，$J_p = J_m + J_e \dfrac{r_m^2}{r_e^2}$；$B_p$为柔索牵引单元等效黏滞摩擦系数，$B_p = B_m + r_m^2 B$。

柔索牵引单元控制参数如表5.1所示。

表 5.1 柔索牵引单元控制参数

参数	单位	数值	参数	单位	数值
反电动势常数	V/(rad·s⁻¹)	1.24	柔索牵引轮半径	m	0.06
力矩常数	N·m/A	2.26	传感器转动惯量	kg·m²	0.000 7
电机黏滞摩擦系数	N·m·s/rad	0.02	传感器过轮半径	m	0.015
电机转动惯量	kg·m²	0.014	电枢电阻	Ω	5
电枢电阻	Ω	5			

下节将建立柔索牵引单元模型，为研究含有刚性运动支链的柔索牵引下肢康复机器人被动柔顺性与主动柔顺性提供模型基础。

5.3　柔索牵引下肢康复机器人被动柔顺性研究

当机器人与外界环境接触时,就会对外界作用力产生一定的顺从能力,机器人具有的这种顺从能力称为机器人的被动柔顺性。机器人的被动柔顺性在补偿位置误差、吸收振动能量、增加加工柔顺性起着重要作用。含有刚性运动支链的柔索牵引下肢康复机器人通过在牵引柔索回路中串联具有阈值的弹簧,实现运动控制中的被动柔顺性。

依据式(5.13)可知,柔索牵引单元输出力受控制电压 u 和扰动速度 v_0 两方面的影响,同时也受到自身系统(前向通道传递函数 $G_1(s)$)和扰动函数 $G_2(s)$ 的影响。柔索牵引单元各参数的选择直接决定了其固有频率,进而影响控制系统的性能。为了研究含有刚性运动支链的柔索牵引下肢康复机器人的被动柔顺性,需研究柔索刚度系数 K 及柔索阻尼系数 B 对驱动单元特性的影响。

5.3.1　柔索刚度系数对柔索牵引单元频率特性的影响

柔索牵引单元电机和驱动元件参数如表5.1所示,当柔索刚度系数 K 分别为 5×10^4 N/m、1×10^5 N/m、3×10^5 N/m 时,柔索刚度对柔索牵引单元频率特性的影响如图5.4所示。

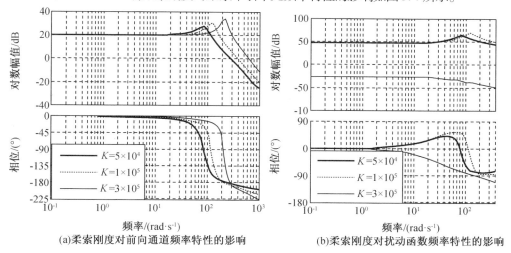

(a)柔索刚度对前向通道频率特性的影响　　(b)柔索刚度对扰动函数频率特性的影响

图5.4　柔索刚度对柔索牵引单元频率特性的影响

从图5.4(a)中可以看出,当柔索刚度系数 K 增大时,柔索前向通道的穿越频率增加,进而柔索牵引单元响应速度增加,但是在转折频率处产生谐振峰值,且随着刚度系数的增加,谐振峰值也逐渐增加,系统振动加强,对系统稳定性产生一定的影响。此外,从图5.4(b)中可以看出,随着柔索刚度系数的增加,扰动在转折频率处的幅值增加,不利于消除扰动,因此,在增加系统响应速度与消除扰动方面,与柔索刚度系数的选取是相悖的。此外,随着柔索刚度的提高,柔索牵引单元的被动柔顺性能变差,选取 $K = 1 \times 10^5$ N/m 既能保证驱动单元具有一定的柔顺性,又能保证不难消除扰动。

5.3.2 柔索阻尼系数对柔索牵引单元频率特性的影响

柔索牵引单元电机和驱动元件参数如表 5.1 所示,柔索刚度系数 K 为 1×10^5 N/m,当柔索阻尼系数 B 分别为 5 N·s/m、30 N·s/m 和 120 N·s/m 时,柔索阻尼系数对柔索牵引单元频率特性的影响如图 5.5 所示。

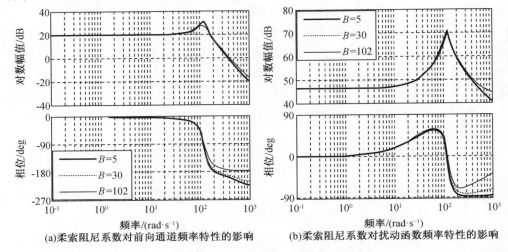

(a)柔索阻尼系数对前向通道频率特性的影响　　(b)柔索阻尼系数对扰动函数频率特性的影响

图5.5　柔索阻尼系数对柔索牵引单元频率特性的影响

从图 5.5(a)中可以看出,前向通道传递函数在转折频率处产生谐振峰值,且随着柔索阻尼系数的增加而降低,因此,柔索阻尼系数越大,振动越小,但在高频段的衰减速度随着阻尼系数的增加而减低。降低柔索的阻尼系数可以降低前向通道传递函数高频段的幅值。从图 5.5(b)可以得出,在扰动函数的低频段,随着柔索阻尼系数的增加,转折频率处的谐振峰值逐渐降低;在扰动函数的高频段,随着柔索阻尼系数的增加,其衰减速度逐渐降低,甚至不衰减。因此,选取柔索阻尼系数为 30 N·s/m,既能保证系统的振动不太大,又能保证在高频段具有较快的衰减速度,为主动柔顺性控制提供参数依据。

5.4　柔索牵引下肢康复机器人主动柔顺性研究

因为康复者的患肢直接与康复机器人接触,当康复机器人的牵引拉力过大时,易产生因拉力过大而损伤患肢的情况,因此在控制系统中必须考虑康复机器人与患者之间的相互作用力。传统的位置控制无法满足系统的要求,基于力的阻抗控制是将对柔索的位置控制转化为力控制,满足康复机器人柔顺性和安全性控制。

5.4.1　阻抗控制设计

考虑机器人末端与环境间的接触力和位置之间的动力学关系,建立目标阻抗动力学方程,包括目标惯量、目标阻尼、目标刚度。基于力的阻抗控制一般由力控制内环和位置控制外环组成。含有刚性运动支链的柔索牵引下肢康复机器人的目标阻抗可表示为

$$M\Delta\ddot{X} + B\Delta\dot{X} + K\Delta X = F_e \tag{5.18}$$

式中,F_e 为作用在机器人末端的外力;M 为康复机器人的目标惯量;B 为康复机器人的目标阻尼;K 为康复机器人的目标刚度。

考虑到该机器人在康复训练期间,其速度变化相对较小,可以忽略加速度的影响,因此康复机器人的目标阻抗可表示为

$$B\Delta\dot{X} + K\Delta X = F_e \tag{5.19}$$

在康复机器人末端的竖直方向和水平方向上分别引入阻抗控制,系统控制框图如图5.6所示。图中 X_0 为康复机器人末端在 x、y 方向上的规划位置向量,$\dot{X}_0$ 为康复机器人末端在 x、y 方向上的规划速度向量,X 为康复机器人末端在 x、y 方向上的实际位置向量,$\dot{X}$ 为康复机器人末端在 x,y 方向的实际速度向量。

机器人在受到外界作用力时,经过阻抗控制算法,得到实际位置向量与实际速度向量,规划位置向量与实际位置向量相减得到位置控制量 ΔX,规划速度向量与实际速度向量相减得到速度控制量 $\Delta\dot{X}$,由式(5.18)可以得到目标阻抗控制量 F_e。通过逆运动学求得康复机器人三根柔索的力输入 F_{e1}、F_{e2}、F_{e3},与实际反馈的柔索力 F_1、F_2、F_3 分别相减,得到三根柔索的力控制输入量。在三根柔索的力控制内环中分别加入 $N_1(s)$、$N_2(s)$、$N_3(s)$ 前馈补偿。

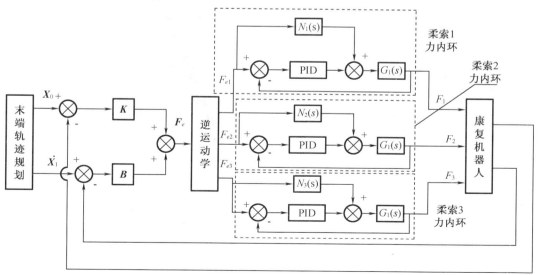

图5.6　系统阻抗控制框图

5.4.2 复合控制策略

在阻抗控制中,柔索牵引单元对力跟踪能力的好坏直接决定了整个控制系统的控制性能。由式(5.14)可知,柔索单元输出力主要由输入电压与输入速度决定,因此,研究前向通道传递函数与扰动传递函数,并依据其传递函数的幅频特性曲线设计控制器。

将式(5.15)整理得

$$G_1(s) = \frac{K_1(\tau s + 1)}{(T_1 s + 1)(T_2^2 s^2 + 2\xi_2 T_2 s + 1)} \tag{5.20}$$

由式(5.20)可以得出,柔索牵引单元前向通道传递函数分子是由一个比例环节与一个一阶微分环节组成;分母是由一个惯性环节和一个振荡环节组成。由表5.1所示控制单元参数、5.3节选取的柔索刚度系数 K 及阻尼系数 B,$K_1 = 9.42$,$\tau = 3 \times 10^{-4}$,可得一阶惯性环节转折频率 $\omega_{g1} = \frac{1}{T_1} = 793.651 \text{ rad/s}$,二阶振荡环节固有频率 $\omega_{g2} = \frac{1}{T_2} = 120 \text{ rad/s}$,阻尼比 $\xi_2 = 0.137\,4$,其幅频特性曲线如图5.7所示。由图5.7可得,开环系统在低频范围内,系统前向通道幅频响应曲线足够平直,无须校正。在转折频率处产生谐振峰值,且穿越频率对应的相位小于 $-180°$,此时系统不稳定。因此需要提高相位裕度,对开环系统进行校正。

前向通道传递函数阶跃响应曲线如图5.8所示,从图中看出系统稳定时间为0.3 s,最大超调为54,且在达到稳态前有一段时间的振荡。因而在该系统中需加入 PI 控制器,对其响应进行调节。

PID 控制在控制系统中应用广泛,经过适当的参数调整,系统的性能指标就能基本满足要求。参数整定的理论基础是通过选择控制器的参数,改变闭环控制系统极点在复平面上的位置使系统稳定,并具有一定的稳定裕量(衰减率)、快速性(调整时间)和准确性(超调和稳态误差)。

PID 控制其传递函数为

$$G_c(s) = K_p\left(1 + \frac{1}{T_i s} + T_d s\right) \tag{5.21}$$

前向通道传递函数阶跃响应如图5.8所示,从图中可以看出系统响应速度较快,因此可以采用 PI 控制器。利用动态特性参数法整定 PI 控制器参数,由图5.8可以看出,$G_1(s)$ 有自平衡能力,迟延时间 $\tau = 0.12$,等效时间常数 $T_c = 0.03$,对象的放大系数 $K = 94$,自平衡率 $\rho = \frac{1}{K} = 0.010\,6$,且 $\frac{\tau}{T_c} = 4$。可得

$$K_p = 0.45\rho \tag{5.22}$$

$$T_i = 0.6\tau \tag{5.23}$$

依据式(5.21)、式(5.22)可以得出 PI 控制器控制参数。

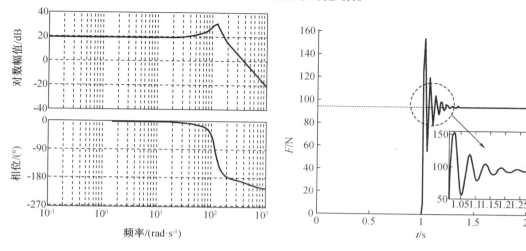

图5.7　前向通道传递函数幅频特性曲线　　　　图5.8　前向通道传递函数阶跃响应曲线

加入 PI 控制器后,控制系统响应曲线如图 5.9 所示。从图中可以看出被控量最终与输入阶跃信号幅度一致,即能跟踪给定阶跃变化,无稳态误差,因此设计的 PI 控制器符合要求。

观察图 5.9 中各组响应曲线可知,图 5.9(b)控制效果最好,选取的控制参数为 $P = 0.001\,7$,$I = 0.88$。当 P 保持不变而 I 降低时,系统最终虽能达到稳态,但其到达稳态时间长,响应速度慢,如图 5.9(a)所示。当 P 保持不变而 I 增加时,虽然能够缩短系统的上升时间,但产生振荡,如图 5.9(c)所示。因此选取图 5.9(b)的控制参数作为柔索牵引单元控制器的控制参数,此时控制系统的上升时间为 0.2 s,调节时间短,满足系统的实际要求。

由式(5.14)可知,柔索牵引单元受到承载对象的强烈干扰,严重影响控制系统的控制精度。因此,必须对扰动进行相应的抑制。相较于硬件补偿法,软件补偿法易于实现、成本低。对于前向通道传递函数而言,设计 PI 控制器能够有效提高系统的稳态精度和响应速度,但是对于扰动传递函数而言,在转折频率处,其谐振峰值很大,存在很强的低频扰动,如图 5.10 所示。因此在设计扰动控制器时,首先在系统中寻找一个可以观测的扰动量,再设计前馈补偿器。

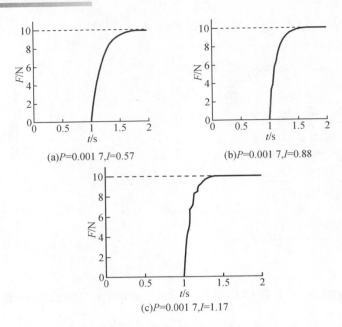

(a)$P=0.001\ 7,I=0.57$　　　　(b)$P=0.001\ 7,I=0.88$

(c)$P=0.001\ 7,I=1.17$

图5.9　控制系统响应曲线

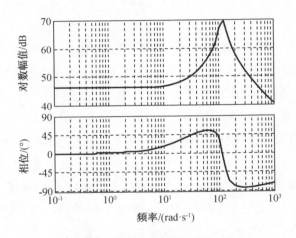

图5.10　扰动函数幅频特性曲线

前馈－反馈控制系统原理如图5.11所示。

由图5.11可知,扰动信号$D(s)$通过扰动传递函数$G_{PD}(s)$直接对系统进行扰动。$D(s)$观测量经过前馈调解器传递函数$G_F(s)$补偿后进入系统前馈通道,再经过$G_P(s)$与原有的扰动相抵消。当扰动信号与经过前馈补偿后的扰动信号抵消后,系统的输出$\theta(s)$将不受扰动信号$D(s)$的影响。

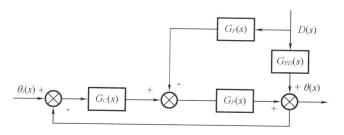

图 5.11 前馈 – 反馈控制系统原理图

由式（5.11）描述的柔索牵引单元动力学模型可知，扰动在形式上是作用在柔索末端的速度 v_0 通过传递函数 $G_2(s)$ 产生的，直接影响柔索力的输出。直接对柔索末端速度 v_0 进行扰动补偿是最有效的，但因为柔索末端有患者直接接触，其运动存在不确定性，且不易观测，难以实现。考虑到柔索具有一定的刚性，可以近似地认为柔索末端速度与柔索牵引端速度相等，即 $v_0 \approx v_i$。由式（5.14）可知前馈补偿环节的传递函数为

$$G_c(s) = \frac{G_2(s)}{G_1(s)} = \frac{(Bs + K)\left[JLs^2 + (J_P R + B_m L)s + B_m R + C_e C_m \right]}{r_m C_m (Bs + K)} \tag{5.24}$$

由式（5.23）可知，该补偿环节分母阶次低于分子阶次，具有微分特性，无法实现，因此需在分母中配置两个极点，即串联一个二阶低通滤波器，则近似的补偿环节为

$$G_{cv}(s) = \frac{G_0 \omega_n^2 \left[JLs^2 + (J_P R + B_m L)s + B_m R + C_e C_m \right]}{r_m C_m (s^2 + \xi \omega_n s + \omega_n^2)} \tag{5.25}$$

式中，G_0 为滤波器的通带增益；ω_n 为二阶滤波器的自然角频率；ξ 为二阶滤波器的阻尼系数。

柔索牵引单元扰动补偿控制原理如图 5.12 所示，柔索牵引端速度 v_i 可以通过编码器测量后经过换算得到。

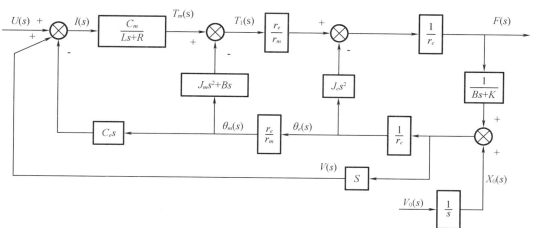

图 5.12 柔索牵引单元扰动补偿控制原理图

5.5 数值仿真分析

为了检验所建立的控制系统是否能够实现阻抗控制,达到预期康复的训练效果,需要对所建立的控制系统进行仿真分析。下面利用 Matlab/Simulink 工具箱搭建康复机器人控制系统,并进行仿真分析。康复机器人控制系统 Simulink 仿真模型如图 5.13 所示。

由图 5.13 可知,仿真程序主要包括 positive kinematics 子程序、T 子程序、Matlab Function 子程序、inverse kinematics 子程序。仿真时,输入信号源为时间信号,依据 positive kinematics 正运动学子程序的输入量,得出结点 P 规划位置与速度。结点 P 规划位置的横纵坐标作为 T 子程序的输入量,通过 T 子程序解算出三根柔索绳长及刚性支链结点 B_{1x},结合求解柔索牵引力的优化方法,在 Matlab Function 子程序中解算出三根柔索的驱动力。在 Function 子程序中,以结点位置 (P_x, P_y),三根柔索长度 l_1、l_2、l_3,刚性支链结点 B_{1x} 及机器人所受负载力 F_x、F_y 作为输入量。在柔索牵引单元模型中,以解算出的三根柔索牵引力作为其输入量,利用 PI 控制器进行参数调节,得出输出柔索牵引力 t_1、t_2、t_3。因柔索牵引单元数学模型相同,因此在柔索 1、柔索 2、柔索 3 的力闭环控制中 PI 参数相同。在 inverse kinematics 子程序中,以输出柔索牵引力 t_1、t_2、t_3 为输入,得出结点 P 的实际位置与速度。

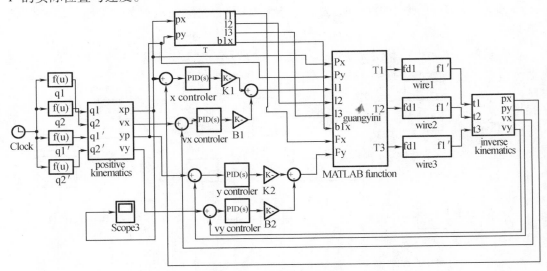

图 5.13 康复机器人控制系统 Simulink 仿真模型

在力内环控制中,三根柔索输出力与规划力仿真如图 5.14 所示。

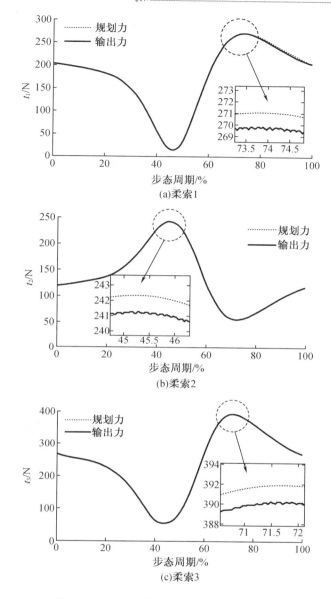

图5.14　三根柔索输出力与规划力仿真图

依据式(5.18),将结点 P 实际位置和速度分别与结点 P 规划位置和速度相减,其差值经 PID 控制器进行调节,分别与目标刚度矩阵 K 和目标阻尼矩阵 B 相乘,得出负载力 F_x、F_y,作为整个系统的位置外环。

训练者仿真轨迹与规划轨迹跟踪曲线如图 5.15 所示。结合图 5.14 与图 5.15 可知,在开始训练时,当结点 P 由最低点逆时针运行到最高点,三根柔索输出力由 0 迅速增加到规划力附近,随后均能很好地跟随规划力,且其值均小于规划力。在步态周期 40% ~ 50% 时,规划轨迹与仿真轨迹的偏离值达到最大,这是由于训练者下肢抬腿所受负载力达到最大,此时如果训练者仍按既定轨迹运动,极易产生二次伤害,而偏离规划轨迹,对训练者起到一定的保护作用,说明该系统具有一定的主动柔顺性。此时柔索 1 与柔索 3 驱动力达到最小值,柔索 2 驱动力达到最大值,说明此时柔索 2 驱动力在系统中起主要作用。当结点 P 由最高点逆时针运动到最低点的过程中,在步态周期为 70% ~ 80% 时,规划轨迹与仿真轨迹的偏离值达到最大,此时训练者下肢在回落过程中所受负载力达到最大值,基于阻抗控制原理,偏离规划轨迹,对康复机器人实现柔顺性控制。此时柔索 1 和柔索 3 驱动力达到最大值,柔索 2 驱动力达到最小值,说明此时柔索 1 与柔索 3 驱动力在系统中起主要作用。在图 5.15 中,规划轨迹是依据人体下肢髋关节和膝关节角度变化规律,针对步态轨迹的特征进行拟合所得,具有广泛的适应性。在阻抗控制仿真中,踝关节的实际轨迹会与规划轨迹有一定的偏移,这是因为机器人与人体之间存在着作用力 F_x、F_y,当该作用力过大时,此时如果人体仍按既定轨迹运动,则会加大二次伤害的可能性;若偏离既定轨迹,则说明该控制系统具有一定的柔顺性,对训练者起到一定的保护作用,同时增强了训练者在康复训练中的有效性。

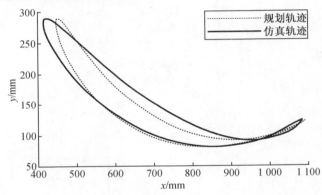

图 5.15　训练者仿真轨迹与规划轨迹跟踪曲线

5.6　本章小结

考虑到患者与环境之间存在着作用力,本章主要对下肢康复机器人的柔顺性进行了研究。首先,建立含有刚性运动支链的柔索牵引下肢康复机器人柔索牵引单元的数学模型,并以此为研究对象,分别研究了含有刚性运动支链的柔索牵引下肢康复机器人的被动柔顺性和主动柔顺性。其次,在分析其被动柔顺性时,分别研究柔索刚度系数 K 与柔索阻尼系数 B 对柔索牵引单元频率特性的影响。在主动柔顺性研究中,依据目标阻抗,建立柔索牵引单元复合控制策略,即在阻抗系统中设计 PI 控制器,以实现柔索牵引力良好的跟踪性能;设计前馈补偿器宵弱扰动信号的影响。最后对所建立的控制系统进行仿真分析,分析结果显示各根柔索输出力均能很好地跟随规划力。当训练者所受负载力较大时,仿真的步态轨迹将偏离规划轨迹且偏离值随负载力的增大而增加,实现了下肢康复机器人的柔顺性控制。本章的工作为后期实验研究奠定了理论基础。

参考文献

［1］ HOGAN N. Impedance control：An approach to manipulation part Ⅰ-theory，part Ⅱ-implementation，part Ⅲ-application［J］. Journal of Dynamic Systems，Measurement and Control，1985，107(3)：1－24.

［2］ 杨振. 基于阻抗控制的机器人柔顺性控制方法研究［D］. 南京:东南大学,2005.

［3］ SEUL J，HSIA T C，BONITZ R G. Force tracking impedance control for robot manipultiors with an unknown environment：Theory，simulation and experiment［J］. Int J of Robotics Research，2001，20(9)：765－774.

［4］ RICHARDSON R，BROWN M. Impedance control for a pneumatic robot-based pole-placement，joint space controllers［J］. Control Engineering Practice，2005(13)：291－303.

［5］ LASKY T A，HSIA T C. On force-tracking impedance control of robot manipulators［J］. Proc IEEE Int Conf Robot and automation，1991(2)：274－280.

［6］ LISBURY J K. Active stiffness controller manipulation cartesian coordinates［J］. Proc 19th IEEE Conf Decision Contr，1980(3)：95－100.

［7］ TOSHIO T，MAKOTO K. Noncontact impedance control for redundant manipulators［J］. IEEE Transaction on Systems，Man，and Cybernetics-Part A：Systems and Humans，1999，29(2)：55.

［8］ 孟正大,戴先中. 基于神经网络逆系统方法的机器人柔顺性控制［J］. 东南大学学报,2004,34(11):108－112.

［9］ 王坤东,颜国正,鄢波. 基于被动柔顺性的机器人位置/力控制［J］. 中国机械工程,2006,17(7):661－665.

［10］ 张立勋,杨勇,张今瑜,等. 手臂康复机器人阻抗控制实验研究［J］. 哈尔滨工程大学学报,2008,29(1):69－72.

［11］ 王捷,刘业超,蒋再男,等. 融合控制的卫星自维护平台的自主操作［J］. 华中科技大学学报,2008,36(9):21－24.

第6章 人机训练模式

6.1 引　　言

仿真是一种间接试验技术,其是指建立一个与研究对象或过程相似的模型,通过模型间接地研究对象或过程的规律。仿真根据模型的类型可分为物理仿真、数字仿真和物理－数学仿真。LIFEMOD 软件是在 ADAMS 系统基础上开发出来的一种专门用于人体运动/动力学分析的软件,建立的模型可以非常方便地与 ADAMS/View 建立的任何机械系统进行耦合分析,通过后续的模拟分析,可准确地得到人体在任何工作状况下的运动和内部受力情况。

6.2　人机协作训练策略概述

本章的主要研究内容是借助虚拟仿真软件模拟下肢运动性功能障碍患者在含有刚性运动支链的柔索牵引下肢康复机器人上进行康复训练,从而对含有刚性运动支链的柔索牵引下肢康复机器人的工作性能做出评估。本章以人体下肢各主要肌群肌肉力及关节力矩的变化展开,整个虚拟仿真的流程图如图 6.1 所示。

首先,借助 ADAMS – LIFEMOD 软件建立一套人体下肢肌肉骨骼模型,通过 Matlab 软件结合人体下肢运动学建模理论求解出内收外展运动和屈伸运动过程中附着在下肢上的"Marker"点(运动引导点)的运动规律,并将这些点的运动规律导入到 ADAMS 中,通过控制各"Marker"点的运动规律,牵引人体下肢完成两种驱动模式(单点驱动模式和多点驱动模式)下的内收外展运动,并利用单点驱动模式完成下肢的屈伸运动,以此模拟康复训练中的被动训练模式,即患者被动地由机器人驱动绑缚装置带动下肢进行康复训练,待人机康复训练的被动仿真训练结束后,通过 LIFEMOD 软件解算出在两次驱动过程中下肢各关节和一些有代表性的肌群肌肉力随时间变化的曲线,对比分析两种驱动模式和两种训练方法(内收外展运动与屈伸运动)对下肢各关节力和肌群肌肉力的训练效果。

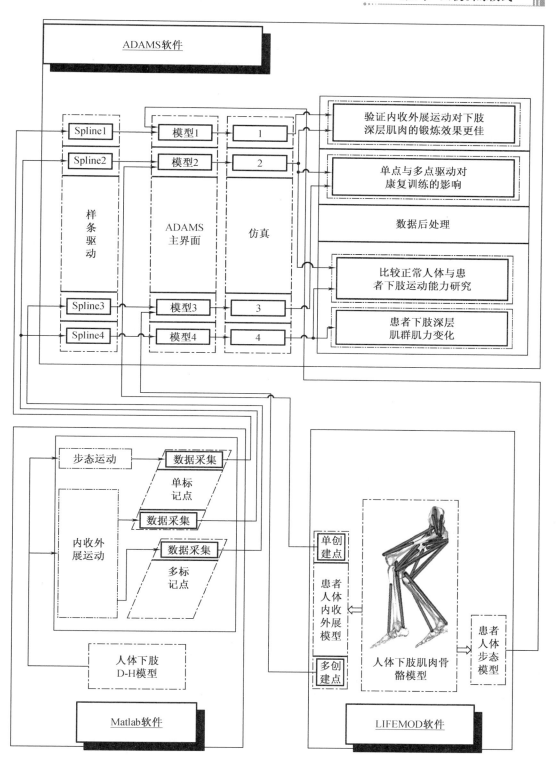

图 6.1 仿真设计流程图

其次,通过模拟患者与正常人在主动训练模式下完成内收外展训练,对比分析正常人与患者下肢末端点的运动轨迹,对患者的运动能力做出评估。为评价含有刚性运动支链的内收外展机器人对下肢运动性功能障碍患者的训练效果,本书提出了一种在保证患者按预期的运动轨迹进行康复训练时,对提高患者肌肉力有很好训练效果的内收外展轨迹控制策略,通过仿真分析不同康复阶段,得出轨迹控制策略相比于主动训练与被动训练的优越性。

6.3　训练方案与训练模式分析

6.3.1　被动训练模式

运动性功能障碍患者在老年人群中占绝大多数的比例,对于下肢运动性功能障碍患者来说,下肢肌无力、肌强直、肌萎缩和关节僵硬是最常见的几大特征。因此,本书根据HILL肌肉收缩理论,在LIFEMOD软件中修改了下肢肌群中的一些肌肉参数和影响关节运动的阻力矩来实现患病者下肢骨骼肌肉建模的目标。由肌肉力公式可以看出,下肢运动性功能障碍患者区别于正常人最为明显的一点就是下肢肌肉因为较长时间没有得到充分的运动,活性很低,即 $A(t)$ 很小,是普通人的 10% 左右,由于患者肌肉的僵硬,患者肌肉刚度 k 也会显著增加。基于上述分析,使用 LIFEMOD 建立姓名为 $t7$,性别为男性,年龄为 720 月,身高为 1 800 mm,体重为 70 kg,关节 HILL Scale Function 为 1.3(正常为1),肌肉活性系数为 0.3(正常为1),预载荷为 0.52(正常为 0.444 8)的人体下肢肌肉骨骼模型,在 ADAMS 界面生成人体下肢骨骼模型,如图 6.2 所示。

由于人体下肢具有对称性,因此本书中所有的研究均建立在人体右侧下肢及骨盆上来完成。为了使后续仿真更加快捷高效,根据人体下肢运动的特性,假定骨盆与地面固连。关节模型是三轴铰链关节,在每个关节的三个旋转自由度上均能受力产生运动。图6.3 是 LIFEMOD 中的髋关节拓扑学结构,从图中可以看出右侧大腿通过一个作用在矢状面的旋转副(右髋关节_JX)与 D_1 点相连,D_1 点通过一个作用在水平面的旋转副(右髋关节_JY)与 D_2 点相连,D_2 点通过一个作用在冠状面的旋转副(右髋关节_JZ)与右大腿相连。这种拓扑结构与人体下肢 D – H 建模所采用的拓扑结构一致。

通过 LIFEMOD 软件对右侧下肢各关节添加阻尼约束。根据 HILL 肌肉理论模型,对人体下肢添加肌肉。由于附着在人体下肢上的肌群十分复杂并且各自之间相互影响,使得原本就是冗余的下肢运动系统更加复杂,因此,本书中根据人体下肢肌群在不同运动中所起的作用,借助 LIFEMOD 对人体下肢添加一些主要的肌群,所有被添加的肌群自骨盆向下依次为髂腰肌、臀大肌、臀中肌、大收肌、半腱肌、股内侧肌、股外侧肌、股二头肌长头、股二头肌短头、股直肌、腓肠肌、胫骨前肌、比目鱼肌。利用 LIFEMOD 软件对右侧下肢添加肌肉如图 6.4 所示。

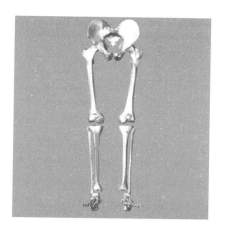

图 6.2　人体下肢骨骼模型

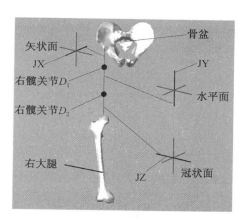

图 6.3　髋关节拓扑学结构

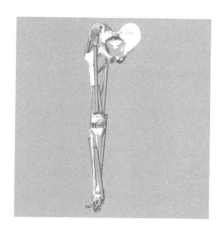

图 6.4　人体下肢肌肉骨骼模型

下面围绕单点驱动和多点驱动展开相关研究。一方面,通过模拟多点驱动机器人与单点驱动机器人对患病者大腿肌群及髋、膝关节训练的利弊,对比分析哪一种驱动方法更适合于对患者肌群的训练。另一方面,通过对屈伸训练机器人与内收外展机器人对患病者大腿肌群及髋、膝关节训练中各自的优势,来验证书中提出的内收外展机器人对人体下肢深层肌群具有良好的训练效果。通过仿真两种驱动施加在人体各肌群和关节上的受力情况来论证单点驱动方案的可行性,并在单点驱动状态下分析了内收外展运动和步态运动对人体下肢肌群及关节的作用效果。

在 ADAMS 环境下,对患者下肢肌肉骨骼模型创建一些附着在右侧下肢上的"Marker"点,各"Marker"点对应第 3 章人体下肢 D – H 模型坐标系中的初始位置,如表 6.1 所示,各"Marker"点对应在肌肉骨骼模型上的位置如图 6.5 所示。

表 6.1　"Marker"点位置

"Marker"点	世界坐标系中的位置	局部坐标系名称	局部坐标系中的位置
RFEMW	(−20, −220, 22)	$X_3Y_3Z_3$	(220, −22, −20)
RFEMC	(−10, −390, 60)	$X_3Y_3Z_3$	(390, −60, −10)
RTIBW	(−30, −600, 10)	$X_4Y_4Z_4$	(180, −10, −30)
RLATM	(20, −700, 20)	$X_4Y_4Z_4$	(280, 20, 20)
RHEEL	(−5, −910, −80)	$X_6Y_6Z_6$	(−5, −100, −80)
RGAIT	(−40, −810, 0)	$X_6Y_6Z_6$	(−40, 0, 0)

在被动训练模式下,分别进行多"Marker"点驱动内收外展运动仿真、单"Marker"点驱动内收外展运动仿真和单"Marker"点屈伸运动仿真,如图 6.6 所示。待三次仿真结束后,通过观察各肌群力变化数据曲线可以发现,三次仿真过程中对附着在小腿上的腓肠肌、比目鱼肌和胫骨前肌肌肉力变化都很小(均小于 30 N),因此不做分析。通过数据处理,根据不同的研究目的,绘制出相应的肌肉力和关节力矩曲线图。

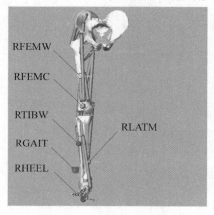

图 6.5　各"Marker"点位置

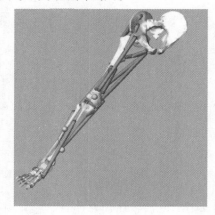

图 6.6　正动力学仿真

首先,分析分别由单"Marker"点与多"Marker"点驱动的下肢关节力矩和肌肉力的变化。

从图 6.7 中可以看出,内收外展运动训练中单点驱动与多点驱动对大收肌、臀大肌、半腱肌有很好的训练效果,而且两种驱动对这些肌群的训练效果相差不大。多点驱动对臀中肌的训练效果要稍好于单点驱动,这主要得益于多点驱动对下肢各驱动点轨迹的精确性。然而,单点驱动对股直肌、股外侧肌的训练效果要明显优于多点驱动。

136

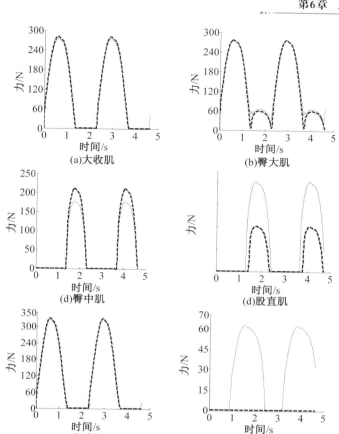

图 6.7 内收外展运动中多"Marker"点与单"Marker"点驱动肌力变化曲线

　　从图 6.8 中可以看出,两种类型的驱动在内收外展训练中,机器人施加在髋关节矢状轴和髋关节冠状轴的力矩变化规律及大小基本一致。但比较施加在髋关节垂直轴及膝关节三条轴线上的力矩,单点驱动下的力矩要明显小于多点驱动下的力矩。下肢运动性功能障碍患者与正常人相比其关节活动度要小,如果施加在关节上的力矩很大的话,势必会对其关节造成不必要的损伤,违背了康复训练的本意。从机器人驱动的角度考虑,单点驱动相比于多点驱动容易实现,机器人机构简单。从经济性的层面来说,单点驱动相比于多点驱动大大节省了成本。从模拟训练效果来看,单点驱动相比于多点驱动在内收外展运动中不仅对肌肉有很好的训练效果,而且也在很大程度上减小了对患者下肢关节的损伤程度。因此,选取单点驱动方案更为合理。

　　其次,分析单点驱动下内收外展运动与步态运动对人体下肢肌肉与关节的训练效果,如图 6.9 和图 6.10 所示。

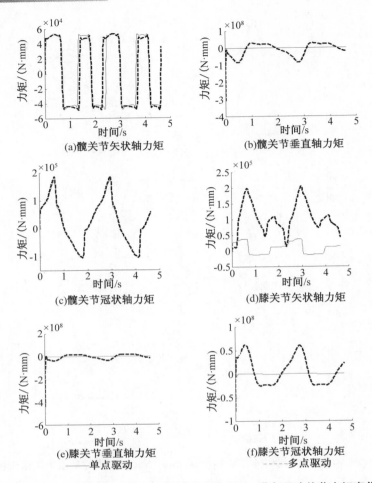

(a)髋关节矢状轴力矩　(b)髋关节垂直轴力矩
(c)髋关节冠状轴力矩　(d)膝关节矢状轴力矩
(e)膝关节垂直轴力矩　(f)膝关节冠状轴力矩
——单点驱动　-----多点驱动

图6.8　内收外展运动中多"Marker"点与单"Marker"点驱动关节力矩变化曲线

　　从图6.9可以看出,步态训练对髂腰肌、股直肌、股外侧肌的训练效果要优于内收外展训练,而内收外展训练对大收肌、臀大肌、臀中肌、股二头肌长头及半腱肌的训练效果要优于步态训练。这主要是因为步态训练的下肢摆动方向主要集中在与矢状面平行的平面,而内收外展训练的下肢摆动方向主要集中在与冠状面平行的平面,下肢的摆动方向决定了参与运动的肌群种类,由此导致两种训练对各肌群具有不同的训练结果。

　　从图6.10可以看出,内收外展训练对髋关节和膝关节在矢状轴上的作用力矩均小于步态训练的作用力矩,内收外展训练在髋关节冠状轴上的力矩要远大于步态运动,两种运动在髋关节和膝关节垂直轴上的作用力矩均非常小(小于10 N·mm),这些与前面影响各肌群力变化的因素是相同的。

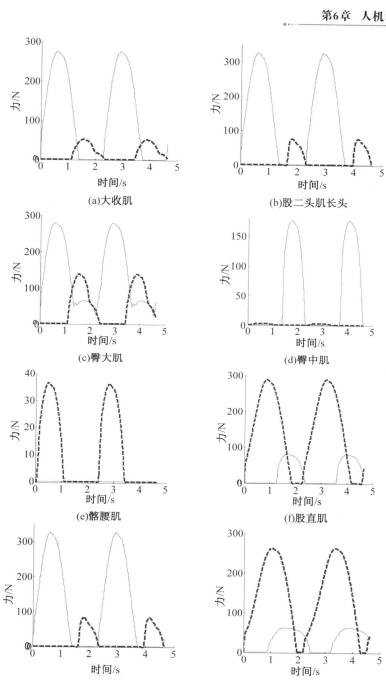

图 6.9　单"Marker"点驱动下内收外展运动与屈伸运动肌肉力变化曲线

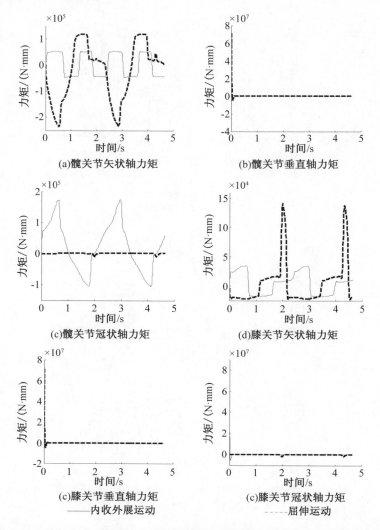

图 6.10　单"Marker"点驱动下内收外展运动与屈伸运动关节力矩变化曲线

6.3.2　主动训练模式与主被动训练模式

借助 6.3.1 节建立的患者下肢肌肉骨骼模型,通过逆动力学仿真分析,来研究正常成年人与患病者在运动能力方面的差别。整个仿真过程类似于康复训练中的主动训练模式,即通过模拟患病者和正常人在没有外界帮助的情况下做内收外展训练,对比患者与正常人下肢"RLATM"点的运动轨迹,从而对患者的运动能力做出评估,进而为下一步的康复训练做准备。通过数据处理绘制出正常人与患者在内收外展训练中"RLATM"点的运动轨迹图,如图 6.11 所示。

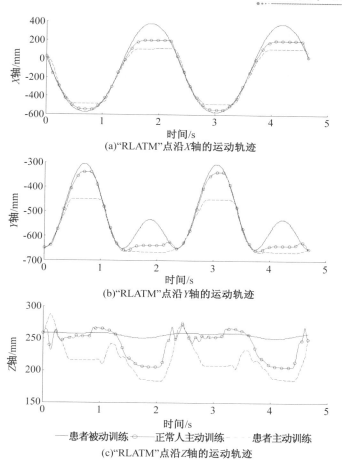

(a)"RLATM"点沿X轴的运动轨迹

(b)"RLATM"点沿Y轴的运动轨迹

——患者被动训练　○——正常人主动训练　----患者主动训练

(c)"RLATM"点沿Z轴的运动轨迹

图6.11　正常人主动训练、患者主动、患者被动训练时"RLATM"点的运动轨迹

从图6.11中可以看出,下肢运动功能性障碍患者在做内收外展运动时"RLATM"点的运动轨迹在曲线的峰值小于正常人的曲线峰值,相比较正常人"RLATM"点的运动轨迹,运动性功能障碍患者的运动轨迹显得比较僵直,不够灵活,这主要是由患者自身肌肉和关节的僵硬及肌力不足所导致的。从图6.11可以发现,正常人内收外展运动曲线与患者在被动训练模式下"RLATM"曲线的变化规律大致相同,但正常人主动训练模式下"RLATM"运动轨迹的幅值小于被动训练模式下"RLATM"轨迹的幅值(100 mm ~ 200 mm)。其主要有两方面的原因:一方面,实际的人体下肢运动是由多个冗余肌群之间相互作用完成的,书中所采用的下肢肌肉模型只考虑了一些附着在下肢的主要肌群,整个下肢肌肉骨骼模型还不够完善;另一方面,考虑到患者本身肌群僵硬及关节灵活性比较欠缺的特点,在被动训练过程中刻意地略微增大运动幅度,以达到提升下肢关节活动度和肌肉活性的目的。

本书针对患者与正常人运动轨迹有偏差的问题,提出一种运动校正策略,期望在患者进行内收外展康复训练时达到恢复患者运动功能与提升肌肉力的双重目的。仿真主要模拟康复训练中的主被动训练模式,其校正策略如图6.12所示。

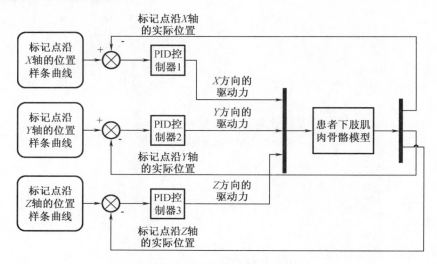

图6.12　位置校正控制策略框图

在图6.12中,三个期望的位置输入来自6.2.2节内收外展运动中"RLATM"点分别在X轴、Y轴和Z轴的运动数据;由于整个控制系统模型较为简单,因此采用ADAMS中自带的控制系统模型来完成整个内收外展运动的校正过程。设定三个PID控制器的参数为

$$P_x = P_y = P_z = 100, I_x = I_y = I_z = 1, D_x = D_y = D_z = 0$$

通过数据处理,再次绘制模拟患者在具有运动校正的内收外展含有刚性运动支链的柔索牵引下肢康复机器人上进行康复训练时"RLATM"点的运动轨迹,并与正常人自主进行内收外展训练时的"RLATM"点的运动轨迹做比较。

从图6.13中可以看出,主被动训练中通过内收外展机器人对患者运动的校正,患者"RLATM"点的运动轨迹达到了非常好的效果,整个训练结果完全满足康复训练对患者运动性功能恢复的目的。

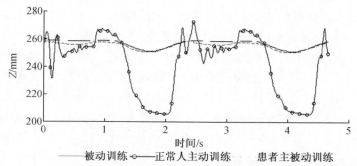

图6.13　患者被动训练、正常人主动训练及患者主被动训练时的"RLATM"轨迹曲线

分四次调节三个PID的参数为

$$\begin{cases} P_{1x} = P_{1y} = P_{1z} = 10, I_{1x} = I_{1y} = I_{1z} = 1, D_{1x} = D_{1y} = D_{1z} = 0 \\ P_{2x} = P_{2y} = P_{2z} = 5, I_{2x} = I_{2y} = I_{2z} = 0.5, D_{2x} = D_{2y} = D_{2z} = 0 \\ P_{3x} = P_{3y} = P_{3z} = 2.5, I_{3x} = I_{3y} = I_{3z} = 0.25, D_{3x} = D_{3y} = D_{3z} = 0 \\ P_{4x} = P_{4y} = P_{4z} = 1, I_{4x} = I_{4y} = I_{4z} = 0.1, D_{4x} = D_{4y} = D_{4z} = 0 \end{cases}$$

通过数据绘制连同第一次仿真过程中患者在进行内收外展康复训练时"RLATM"的运动轨迹图在内的五次仿真曲线,并绘制五次仿真中大收肌、臀大肌、臀中肌,由于关节力矩在五次仿真中变化不大,因此在此不做分析。

从图 6.14 中可以看出,P 越大的情况下,"RLATM"点的运动轨迹越接近期望运动轨迹,当 P 逐级递减的时候"RLATM"点的运动轨迹在三个轴上相对于期望运动轨迹的偏差变得越来越大。

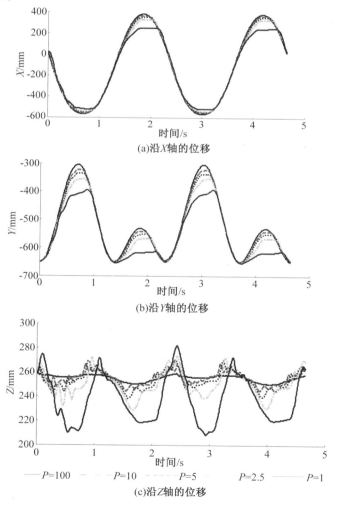

(a)沿 X 轴的位移

(b)沿 Y 轴的位移

—— $P=100$　——　$P=10$　……　$P=5$　—·—·　$P=2.5$　—···—　$P=1$

(c)沿 Z 轴的位移

图 6.14　不同 PID 参数下"RLATM"的运动轨迹

从图 6.15 可以看出,随着 PID 参数的减小(P 从 100 ~ 1,I 从 1 ~ 0.1),大收肌、臀大

肌和臀中肌的肌肉力变化幅值迅速上升,这说明减小 PID 的参数有助于提升患者的肌肉力。从另外一个侧面也反映出书中提出的轨迹矫正策略可以根据患者在不同时期的恢复情况,在医生的指导下通过调节 PID 参数对不同患病程度的患者进行训练。对比图6.14、图6.15 可以看出,较大的 PID 参数对提高患者的运动轨迹有很大的帮助,但对提高患者肌肉力的训练有阻碍作用,因此,在患者进行内收外展康复训练时,医务人员要充分考虑患者的康复情况,从而制定合理有效的训练策略。

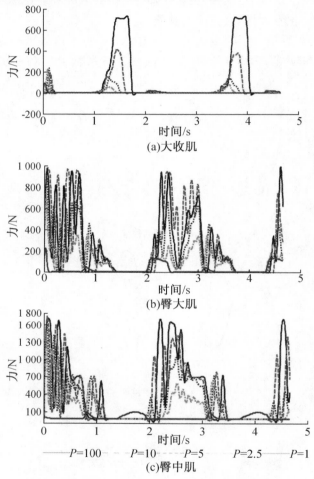

图 6.15　不同 PID 参数下的肌肉力变化曲线

6.4　本章小结

　　本章首先通过模拟下肢运动功能性障碍患者分别在单点驱动和多点驱动下做被动训练模式的内收外展训练,分析了两种驱动模式下患者下肢主要肌群肌肉力及髋关节的关节力矩的变化情况,得出单点驱动更适合患者肌肉力的恢复。其次,模拟被动训练模式下患者进行屈伸训练与内收外展训练,通过两种训练模式下下肢各主要肌群肌肉力和关节力矩的变化,得出内收外展训练更有利于患者臀部肌肉和股内侧深层肌群肌肉力恢复的结论。最后,分别模拟正常人与患者进行主动内收外展训练,通过分析二者"RLATM"点的运动轨迹,提出一种在保证患者按预期的运动轨迹进行康复训练的情况下,还能对提高患者肌肉力有很好训练效果的内收外展轨迹控制策略,通过仿真,证明在不同康复阶段,这种轨迹控制策略在能够保证患者按照预期的运动轨迹进行运动功能性康复训练的同时,能更大程度地提升患者大腿内侧深层肌群力量。

参考文献

［1］　刘鹏.人体膝关节动态仿真及受力分析研究［D］.苏州:苏州大学,2011.

［2］　程辉.下肢助力外骨骼生物－机械系统仿真及驱动单元设计［D］.哈尔滨:哈尔滨工业大学,2013.

［3］　马妮.个性化人工膝关节设计及其生物力学特性研究［D］.北京:清华大学,2010.

［4］　杜文华.人－车－路环境下电动自行车动态性能与碰撞安全性研究［D］.天津:天津大学,2010.

［5］　杨光晨.等速肌力测试分析髋关节骨关节炎对髋周肌群功能的影响［D］.长沙:中南大学,2013.

第7章 柔索牵引下肢康复机器人系统研制和实验

7.1 引　　言

下肢屈伸康复训练的训练模式主要包括运动训练和力量训练,前者以轨迹跟踪为主,通过机器人带动训练者的关节进行往复运动,实现对关节活动度的有效训练;后者以施加于训练者作用力为主,通过控制机器人输出力的大小和方向,实现对下肢肌肉群的有效锻炼。有关轨迹跟踪控制相对比较成熟,而关于肌力训练模式的控制策略有待于深入研究,进一步分析机器人输出力大小和方向对训练的影响,特别是训练时的运动轨迹。前文介绍了含有刚性运动支链的柔索牵引下肢康复机器人的机构设计方案,建立了机器人系统的运动学和动力学模型,并进行了仿真分析,明确了机构的运动特性及柔索牵引受力情况,验证了机器人构型的可行性。在此基础上,相关研究人员研制了含有刚性运动支链的柔索牵引下肢康复机器人样机,并对其主要部件进行选型,完成了系统标定实验,为进一步深入研究含有刚性运动支链的柔索牵引下肢康复机器人奠定了基础。

7.2 柔索牵引下肢康复机器人实验样机研制

含有刚性运动支链的柔索牵引下肢康复机器人系统样机主要元器部件的选择包括力矩电机的选型、宽调速直流机组的选型、光电编码器的选型、张力传感器的选型、运动控制卡、直流伺服驱动器的选型等。

7.2.1 柔索牵引下肢康复机器人性能指标

下肢康复机器人根据人机合作原理和医学康复理论,通过计算机对步态运动进行控制,使人体患肢在柔索牵引的作用下能够按照规定的运动轨迹进行康复训练。

由于下肢康复机器人的设计需要达到预期的控制目标且满足人体的工程学原理,因此在设计下肢康复机器人时需从机器人的安全性、成本及市场应用等多方面进行考虑。首先,需要对康复机器人的样机设定一定的性能指标。综合目前国内外柔索牵引机器人的整体性能指标,对柔索牵引下肢康复机器人整体性能指标制定如下。

（1）单条腿具有2个自由度，能够实现竖直平面水平和竖直运动。

（2）机器人样机自重不超过50 kg，包括型材和电机。

（3）康复训练中提供的最大行走速度每分钟为30步。

（4）机器人柔索牵引驱动力不超过1 000 N。

（5）能够实现对康复训练过程中数据的显示。

（6）能够根据不同患者的恢复情况提供不同的康复模式。

人体下肢运动系统是一个非常复杂的系统，主要包括下肢运动神经、下肢肌肉和下肢骨骼等，大脑发出命令控制下肢运动神经，下肢运动神经接收命令后传递给下肢肌肉，下肢肌肉通过伸缩和舒张牵引下肢骨骼移动，从而实现人体的步态行走。为了方便对人体的下肢运动系统进行分析，通常只用下肢的关节来代替下肢运动系统，人体的下肢关节主要有膝关节、踝关节和髋关节等。

对于一个下肢瘫痪患者来说，其关节虽然很难像正常人那样进行运动，但是其下肢神经和下肢肌肉组织仍在，仍具有可以实现完全康复的潜力，对于康复训练患者来说，通过对下肢关节的被动训练、主动训练和随动训练等，可以有效地刺激人体下肢神经和下肢肌肉，使下肢能够按照大脑的控制命令进行主动或被动康复训练，通过长期康复训练，不断刺激下肢肌肉，患者就能够逐步恢复正常人的步态行走运动能力。

7.2.2　机械结构

本书所设计的柔索牵引下肢康复机器人的整体方案主要包括两部分：一部分是结构部分的方案；另一部分是控制部分的方案。

结构部分的方案是针对人体正常步态行走时的下肢关节运动规律对柔索牵引下肢康复机器人的结构进行设计。机器人控制部分的方案为上下位机控制，上位机即工业控制计算机发出控制指令，下位机即电机驱动器通过接收上位机发出的脉冲信号或外部提供的模拟量信号驱动电机，通过上下位机之间的配合，使不同方向的柔索按照一定的规律进行运动，从而带动患肢进行康复训练。

由于柔索牵引机器人的柔索方向根据布置要求需改变方向，因此需要采用过轮。过轮可承受较大轴向力，并且能够改变柔索方向。样机选用直径为20 mm的过轮。过轮的轴通过轴承与L型件固定，L型件一端连接轴承，另一端有两通孔，通过螺钉与型材的凹槽固定。

为了改变柔索方向，需要将过轮固定在滚珠丝杠上，过轮通过螺钉与丝杠螺母连接，丝杠轴直径为25 mm，丝杠导程取6 mm，丝杠轴总长为1 100 mm，滚珠丝杠杆两端通过轴承固定在固定件上，固定件通过螺钉与型材连接。

如图7.1所示，所设计的悬吊台主体型材通过螺钉与机器人主体型材固定，悬吊台包括绞盘、过轮4和悬吊柔索等构成，绞盘通常采用手摇式绞盘，通过手摇手轮确定悬吊柔索的位置。由于绞盘通常含有自锁装置，当手摇到指定位置时无须担心悬吊柔索位置发生移动。过轮4使悬吊柔索的方向由水平方向转为竖直方向。悬吊柔索一端与绞盘固定，另一端与捆绑带固定，捆绑带采用柔软的布料，保证与人体接触的舒适性和牢固性。

柔索牵引系统是下肢康复机器人系统的主要构成部分。该系统在常见的柔索牵引并联机器人构型的基础上，通过三根不同方向的柔索对足部进行完全定位约束，通过柔索的牵引实现足部的规律运动以达到康复效果。

下肢康复机器人在结构上左右对称分布，为了便于分析，这里仅绘制单侧机器人构型，机器人单侧的结构方案如图7.1所示。

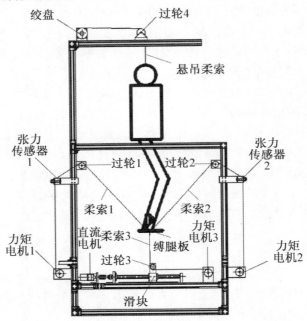

图 7.1　柔索牵引下肢康复机器人

机器人单侧结构由主体型材框架、三根柔索牵引单元和缚腿板构成，机器人下端型材上固定一带滑块的线性模组，柔索3经过固定在滑块上的过轮3与力矩电机3相连。为了保证下端柔索的方向尽量沿竖直方向，线性模组上的直流电机会随着运动轨迹的需要改变滑块的位置从而改变柔索3的角度，柔索1单元由过轮1、张力传感器1、力矩电机1和柔索1组成，柔索1的一端绕过过轮1及张力传感器1的过轮与力矩电机1的过轮相连，另一端与缚腿板相连。柔索2单元由过轮2、张力传感器2、力矩电机2和柔索2组成，柔索2的一端与力矩电机2的过轮相连，另一端与缚腿板相连。

通过Pro/E对柔索牵引机器人进行建模，样机结构模型如图7.2所示。从图中可以看出，所设计的柔索牵引机器人主体结构部分共有8个电机，柔索通过牵引缚腿板带动人体下肢运动，整个机器人主体左右对称，结构紧凑，安装方便。

含有刚性运动支链的柔索牵引下肢康复机器人系统样机主要元器部件的选择包括力矩电机的选型、宽调速直流机组的选型、光电编码器的选型、张力传感器的选型、运动控制卡、直流伺服驱动器的选型等。

1. 力矩电机的选型

力矩电机的选型是含有刚性运动支链的柔索牵引下肢康复机器人系统样机实验成

功的关键,在选择力矩电机时,不但要考虑力矩电机与其相匹配的其他元器件特性规律,同时还应该考虑直流力矩电机的驱动特性、控制精度、电机的过载及逆变能力,从而达到系统样机较苛刻的运行环境及不同患者对康复训练设备多样化的需求。

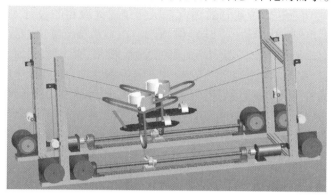

图7.2 柔索牵引下肢机器人样机结构模型

目前力矩电机广泛地应用在直流伺服驱动系统中,是近年来发展比较迅速的一种新型力矩电机,并已广泛地应用在航空航天、康复医疗、数控行业等领域。力矩电机一般可分为直流力矩电机和交流力矩电机。力矩电机的最突出的特点是低转速、大转矩,即使省去减速传动装置也能满足应用的需要,大大简化了系统的机械机构。

根据机构动力学模型仿真结果,考虑到实际训练中柔索受力情况,假定柔索所受最大拉力不超过1 000 N,并结合机构运动学模型仿真分析,柔索运动速度最大值为0.8 m/s,这里柔索的速度取1 m/s,过轮 d 取值75 mm,综合各项参数选择电机功率最大为1 000 W,额定电压为48 V,力矩常数为1.875 N·m/A,转速不超过300 r/min的直流力矩电机。本书所选择的直流力矩电机是130LYX30M直流力矩电机。直流力矩电机的主要性能参数如表7.1所示。

表7.1 直流力矩电机性能参数

名称	电机性能参数					
	额定功率	额定电压	电枢电阻	电枢电感	力矩常数	额定转速
直流力矩电机	1 000 W	48 V	3 Ω	3.3 mH	1.875 N·m/A	300 r/min

此外,由于直流力矩电机特殊的内部结构设计,如高饱和的磁路、较大的气隙等,使得直流力矩电机具有较好的安全性、线性度、响应快速等优点;与交流力矩电机相比,直流力矩电机的控制较为简便和成熟,所以最终确定选择直流力矩电机作为本实验系统的动力源。

2.运动控制卡

考虑到在含有刚性运动支链的柔索牵引下肢康复机器人中有8个直流电机,还有与之配套的光电传感器、报警及其限位等辅助装置,这些装置将对控制芯片的计算能力及其可靠性带来很大的难度。本实验样机含有刚性运动支链的柔索牵引下肢康复机器人的主控制芯片选择的是 PCI1040 运动控制卡。

PCI1040 运动控制卡是 PCI 总线 8 轴伺服/步进电机运动控制卡,它可以高频率脉冲串行形式输出,控制直流伺服电机的运动。其中 8 轴伺服/步进电机控制的每个轴都有 2 个 32 位比较寄存器,可用于逻辑位置计数器或者实际位置计数器的位置大小比较,可实现独立控制,互不影响。PCI1040 运动控制卡能够精确地控制系统所发出的脉冲频率、脉冲个数和脉冲频率变化率,即控制直流伺服力矩电机的速度、转角、加速度,同时 PCI1040 运动控制卡还可以满足直流伺服力矩电机各种复杂条件下的控制要求,还能够对直流伺服力矩电机的位置进行控制、插补驱动、加速、减速等。其在运动中能够改变输出脉冲数或者驱动速度,可以实现实时读出逻辑位置、实际位置、直线加减速驱动、曲线加减速驱动、加速度、加减速度状态(加速中、定速中、减速中),可以通过编程控制加速和减速时间,能够接收伺服驱动器的各种限位信号、到位信号、报警信号等,能方便地与电机进行连接。其还具有功能齐全的软件库函数资源,支持 Labview 编程控制。

根据以上可知,使用 PCI1040 运动控制卡不但可以对含有刚性运动支链的柔索牵引下肢康复机器人样机的控制精度加以精确控制,同时还能够很好地解决含有刚性运动支链的柔索牵引下肢康复机器人的兼容性及其可靠性等问题。PCI1040 运动控制卡的主要性能参数见表 7.2 所示。

表 7.2 PCI1040 运动控制卡的主要性能参数

控制轴	CPU 总线长度	输出精度	插补速度	插补精度
8 轴	64 b	±0.1%	1~5 MP/s	±0.5

3. 直流伺服驱动器的选型

伺服驱动器是用来控制伺服电机的一种控制器,主要应用于高精度的定位系统。一般是通过位置、速度和力矩三种方式对伺服电机进行控制,实现高精度的传动系统定位。

选择驱动器最主要的选择依据是与之所选择的电机有很好的兼容性,并且能充分发挥电机的性能。结合所选择的直流伺服力矩电机特性选择驱动器,直流伺服驱动器能够实现多种不同的功能,包括速度模式、位置模式、放大器模式和转矩模式,能够实现速度、位置的四象限控制;该驱动器的反馈元件有增量式编码器或测速机;控制端口可以通过 RS232、CAN、CLK、PWM 对单端模拟电压和差分模拟电压等参数进行设置,对运行状态进行调测。其中 CLK/PWM 是步进脉冲,PWM 信号共用端口,通过 RS232 串口或者 CAN 接口设置参数的属性。而 PWM 是脉宽信号,其工作原理是当占空比 =50%,速度为 0;占空比 <50%,电机反转;占空比 >50%,电机正转,即可以实现对速度、转矩和放大器模式的控制。CLK 是脉冲信号,其工作原理是当采用编码器作为反馈元件时,电机转速与输入脉冲的信号成正比。当采用测速机作为反馈元件时,转速和脉冲频率的关系为:转速 = 最高转速×(脉冲频率/脉冲输入最高频率 SSK),即能实现对速度和位置模式的控制。

此外,直流伺服驱动器还能通过数字指令实现内部驱动电源和控制电源光电隔离、外部输入控制信号光电隔离及外部制动信号的输入;实现左右限位功能;通过 CAN2.0 实现 PC 控制、参数调整、在线调测,同样也可以通过 RS232 实现 PC 控制、参数调整、在线监测等,实时读取驱动器内部温度,起到温度保护的作用;还可以实现对过流、过载、过压、欠压保护功能,以及对超调、失调保护,动态跟踪误差保护等。

因此,选择直流伺服驱动器和力矩电机配合使用,可以满足含有刚性运动支链的柔索牵引下肢康复机器人样机对调速范围宽、定位精度高、可靠性强、快速响应、无超调、有足够的传动刚性和较高的速度稳定性等要求。

含有刚性运动支链的柔索牵引下肢康复机器人是通过刚性支链控制柔索牵引并联机器人的部分柔索过轮支点运动的机器人。该机器人能够改善柔索牵引并联机器人的工作空间性能。其主要由柔索牵引系统和刚性支链构成,并且可以根据柔索牵引单元的不同布置方式构成不同的机器人构型,并为机器人系统的动力学分析和控制研究提供通用平台。

含有刚性运动支链的柔索牵引下肢康复机器人原理样机如图7.3所示。

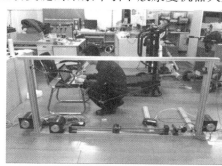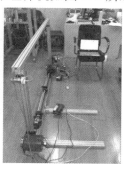

图7.3　含有刚性运动支链的柔索牵引下肢康复机器人样机

7.2.3　柔索牵引下肢康复机器人控制系统方案

柔索牵引下肢康复机器人的控制系统方案分为上位机方案和下位机方案两种,为了满足使用需求,根据设计需要,对柔索牵引下肢康复机器人控制系统制定如下指标:

(1)控制系统为分层式结构,总体控制结构为上位机和下位机两部分。

(2)上位机应该包含用户操作界面,能够实时显示系统运行状态,并且能够根据不同病人康复情况制定不同训练模式。

(3)下位机为伺服电机驱动器,该驱动器主要的通信和控制部分应包含以下功能:

①RS485:通过RS485通信实现伺服驱动器与上位机的串行通信功能。

②CAN:通过CAN通信实现伺服驱动器之间通信和伺服驱动器与上位机的实时通信功能。

③模拟信号输入:通过输入不同的模拟电压值来控制伺服电机的运动方向和运动速度,模拟信号输入在电机调试过程中使用。

④脉冲信号输入:脉冲信号输入作为伺服驱动器的主要输入命令模式,接收来自上位机发出的脉冲量信号,通过脉冲信号直接驱动电机(DIR信号对伺服电机的运动方向进行控制,PUL信号对伺服电机转过的转速和转角进行控制)。

本方案的执行器即电机在任何时间内都需要协同工作,控制指令由工业控制计算机发出,各电机驱动器会根据上位机的控制命令直接控制电机转动,实现整体系统闭环控制。为了实现系统功能,并且提高各子系统之间的运算能力和通信能力,本方案采用分级控制结构。

分级控制结构以工业控制计算机为控制核心,即"工控机 + 数据采集板卡"系统,通过运动控制卡控制多个电机运动,编码器负责收集电机位置信号作为位置反馈信号。工控机接收到数据采集板卡采集的信息后会将相应信息移交至运动控制卡进行运算处理,运动控制卡以高频率脉冲串形式输出控制伺服/步进电机的运动,发出的脉冲频率(电机速度)、脉冲个数(电机转角)及脉冲频率变化率(电机加速度)能够精确控制伺服/步进电机的运动。

用户通过操作界面将指令信息传递给设备的应用软件,设备应用软件会将操作者的信息通过其内部计算变成运动参数,运动参数通过调用 DLL 函数得到一系列的运动函数,这些运动函数通过运动控制卡驱动程序向运动控制卡发出控制命令,运动控制卡会根据不同的控制指令向下位机发出不同的控制命令,根据不同的控制命令就可以使电机做出不同的运动轨迹。

图 7.4 为本课题的控制方案系统框图,系统采用分级控制策略,总体控制结构为上位机和下位机相配合的控制方案。根据系统的特点,将电机电流、转速和位置闭环控制算法写入下位机系统内部,控制命令由上位机直接发出,控制器发出的控制指令会发送给伺服电机驱动器,伺服电机驱动器根据控制命令驱动伺服电机,通过闭环控制对电机进行精确控制。

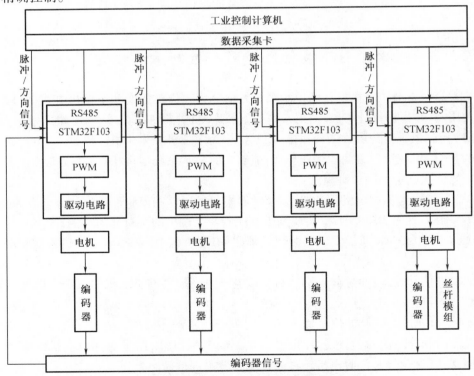

图 7.4　康复机器人控制方案系统框图

7.3 运动控制卡的编程

本书选用的运动控制卡为 DMC5800 运动控制卡,该控制卡最多可以同时控制 8 个电机,适用于多轴点位运动、插补运动、轨迹规划、编码器位置检测等,尤其是电机的在线变速(运动过程中改变速度)功能在柔索牵引系统控制方面相对于其他控制卡具有较高的优势。控制卡有两种模式可以进行电机控制,即速度规划运动模式和在线变速运动模式。

7.3.1 速度规划运动模式

速度规划运动模式为 DMC 系列运动控制卡特有的功能,是在其在线变速功能的基础上开发出的任意速度规划功能。该功能的原理是将运动曲线划分成若干段,每一段用匀加速或匀减速的运动进行等效替代,最终将其近似成一个分段的运动。

在速度规划运动模式中,PTT、PTS 模式主要应用于单轴速度规划。其中,PTT 的原理是将运动分成若干段,之后将各段终点的时间与累计走过的位移作为参数来描述一个完整的运动过程。PTS 模式与 PTT 模式相似,不同的是前者在后者的基础上进行了改进,使速度变化更加平滑,减小了由于加速度突变而带来的冲击。除此之外,PVT 模式主要应用于多轴速度规划,除时间和位移之外对各点的速度也有要求,适用于圆弧等曲线运动。

图 7.5 为 PTT 模式下运动控制卡的控制程序图。该程序被顺序结构分为四个步骤,其中步骤一、二、四为基本步骤,分别调用运动控制卡的初始化(dmc_board_init)、设置脉冲输出模式(dmc_set_pulse_outmode)、脉冲位置设置(dmc_set_position)及控制卡关闭(dmc_board_close)三个子程序。其中,脉冲位置设置子程序的目的是将脉冲清零,即将脉冲位置设置函数的函数值设置为 0,保证程序开始时脉冲清零,使得程序的脉冲计数从 0 开始,从而使脉冲位置读取功能的读数及图像更直观地反映其相对位置。第四个步骤中的控制卡关闭子程序必不可少,它的功能是将控制卡从内存中清除。由于同一台工控机的内存中不能同时运行同一张运动控制卡两次,若缺少控制卡关闭程序会造成再次初始化的失败。除运动控制卡初始化函数和关闭函数外,其余大部分函数均要输入卡号与轴号参数,此程序中局部变量统一设置。

第三个步骤为电机的控制程序,向 PTT 模式设置子程序(dmc_PttTable)输入运动参数。PTT 模式所需的主要运动参数为时间数组以及与时间一一对应的位置数组,该两组数组未在图中显示。其中"转动速度"功能可以对时间数组进行整体调节,即将时间数组整体扩大或缩小相应的倍数,将周期增大或缩小,起到调速的作用。设置完参数后调用运动启动子程序(dmc_PvtMove)即可使电机转动。该程序在一个 while 循环当中,当未触发停止按钮时电机会不停地做周期性变速运动。

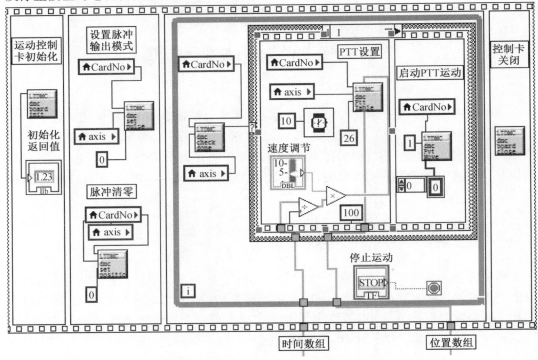

图 7.5 PTT 模式下运动卡的控制程序图

程序中的运动状态检测子程序(dmc_check_done)可以检测轴是否处于运动状态,若否(返回值为1)方能执行运动功能,即当电机处于运动状态时不读取运动程序,当上一个周期运动结束后方能读取运动程序执行下一个周期运动。该程序可以保证相邻两个周期之间无重复,使每一个周期运动不受干扰。程序中的延迟功能延迟时间为 10 ms,即一个周期结束后电机停止 10 ms 后进入下一个周期继续转动。该延迟功能保证了相邻周期间电机有一个停顿的过程,防止前一个周期未结束时由于下一个周期的信号提前输入而造成周期运动的不完整或运动信号的重叠等误差。

同时,为检测电机运动状态,本程序中亦包含脉冲位置与脉冲速度的作图程序。作图程序的原理为用读取脉冲位置函数(dmc_get_position)和读取脉冲速度函数(dmc_read_current_speed)将相应信息输入波形图表当中,就可以直观地观察电机的位置及其速度。作图程序未在图中显示。

该程序为本方案电机控制的基本程序。若利用速度规划运动模式中的其他子程序控制电机,其整体程序差别不大,只需改变相应参数即可。该程序可在样机控制系统中作为电机控制子程序。

7.3.2 在线变速运动模式

在前一节中,利用速度规划运动子程序使电机按照预定规律进行周期性变速运动,同时该程序处于 while 循环当中,一旦触发停止按钮,则会跳出循环,运动控制卡关闭,程序结束运行。以这种方式控制电机虽然可以达到预期效果,但在运动状态的改变方面仍存在以下不足:

(1) PTT 运动模式在读取参数时,按前一节所示程序,将用户定义的时间数组与位置数组整体下载到控制卡当中,按此规律执行一个周期后再重新读取数组进入下一个周期。若调速功能的输入值发生改变,程序不会立即响应,需等到执行中的周期运动结束后方能读取调速后的数组,按照新的速度规律进入下一个周期,即速度调节功能具有滞后性。

(2) 当触发 while 循环停止按钮时,程序跳出循环后关闭运动控制卡,程序结束。当再次启动电机时需重新开启程序,并重新对运动控制卡进行初始化,增加了控制的烦琐及对板卡的伤害。

(3) PTT 运动模式为了保证位移与时间的严格对应关系,其速度值并非稳定变化,有时会产生速度波动。一旦该波动超出一定范围,会对患者或系统造成伤害。

对于上述不足之处,可将程序进行如下调整。

首先,取消 PTT 运动模式,参照 PTT 模式的原理,将一个运动周期分段,每一段采用匀速运动的方式运动,利用在线变速函数(dmc_change_speed)改变其速度,进入下一个分段。该方法的优点是将运动周期分段后,每一段执行自己单独的运动,当速度调节发生改变时,程序在执行完这一小段之后,就可以按照改变后的速度进入下一个分段,不需要等待一个周期结束后再变速。其缺点是运动精度相对较低,但运动的完整性保持较好,不会有多余的速度波动。一个周期分段越多,每一分段时间越少,其响应灵敏度越高,但程序更加复杂,需要对每一分段进行编程。本程序中利用层叠式顺序结构编写电机运动程序,用一个简单的周期性运动程序来代替复杂的电机速度规划程序。

该运动处在一个 while 循环当中,该 while 循环由运动开关控制,即当运动开关开启时程序运行,运动开关关闭时程序停止,无须关闭运动控制卡。当退出按钮触发时,跳出大循环,同时关闭运动控制卡,总程序停止。

如图 7.6 所示,层叠式循序结构为运动开始程序,后续步骤均为在线变速的程序。每个步骤当中均由延时保证电机按此速度运行一定的时间。速度调节器在速度输入时作乘数,在延时设定时作被除数,保证速度与时间的乘积不变。此外,本程序中仍然包含运动控制卡初始化、脉冲模式设定与清零及位置、速度作图程序。

该模式下的变速功能仍然需要等待分段运动结束后方能看到效果,分段内无法突然变速,这也是该控制卡的固有缺陷。但相比 PTT 运动模式,该模式只需将每一分段控制在较短时间内,就可以提高变速响应速度。

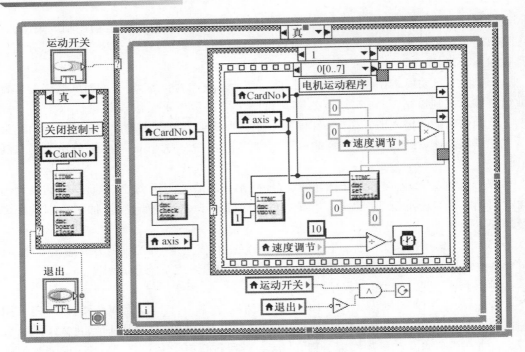

图7.6 在线变速模式程序图

7.3.3 电机交替周期运动

在柔索牵引康复系统中,往往需要多台电机同时运动。若需要双腿同时参与康复训练,则两侧机器需交替运动。一般认为,双腿运动时在时间上需要错开步态周期一半的时间,即一条腿完成步态周期的一半时另一条腿进入下一个步态周期的起点。同时,在运动起始和终止的时刻,分别有一段不属于标准的步态周期。本节所编程序默认人体在跑步机上进行康复训练,且跑步机速度等于人前进速度。

图7.7为单侧下肢电机交替运动的程序图。该程序分为三个部分,第一部分是电机启动程序,第二部分是电机运行程序,第三部分是电机停止程序。启动程序与停止程序各包括一段不属于步态周期的程序,即站立状态与正常行走状态相互转换的过程。三部分程序在同一个条件结构当中,其运行必须满足3个条件,即本侧下肢触发启动程序(运动开关),另一侧下肢完成启动程序,或满足前两个条件中的任意一个可使该程序进入运行状态。

单侧下肢(下肢1)驱动采用3个电机,即电机1、电机2、电机3。在DMC5800运动控制卡和LabVIEW环境下,程序运行时间差几乎为零,因此可以认为三个电机为同时启动和停止,停止程序亦包含电机位置归零。

第二部分是电机运行程序,是本程序的主要部分。下肢完成启动部分的运行后,即可直接进入运行程序。若未触发停止按钮,电机运行程序将一直运行下去。由于两个下肢运动是分离的,为防止其中一下肢由于误差干扰造成过快或过慢,需要将两部分下肢运行程

156

序联系起来。当下肢完成一个步态周期准备进入下一个步态周期时，必须满足两个条件，即该步态周期完全终止且另一下肢到达其步态周期的一半。在步态周期50%的位置设置布尔赋值程序，使其步态周期达到50%时其对应的布尔开关为T。在步态周期终止的位置设置布尔赋值程序，使其步态周期完全终止时其对应的布尔开关为T。若由于误差或干扰其中一下肢未达到步态周期的50%，则另一下肢需要等待。若提前到达步态周期的50%，在进入下一步态周期前需要等待。由此才能保证两个下肢步态周期始终重叠50%。

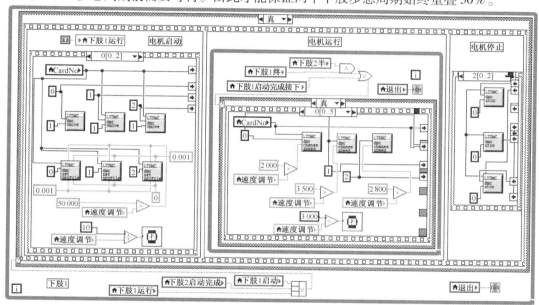

图7.7 单侧下肢电机交替运动程序图

电机交替周期运动程序需要大量布尔开关与条件结构。由于程序复杂，且运用了层叠式顺序结构，很多布尔开关未能在图中显示。表7.3为当触发下肢1的启动开关后，两下肢的运行与布尔开关、条件结构相互影响的关系。

表7.3 电机交替运动中的逻辑关系

布尔开关	电机启动			电机运行		
	原始状态	启动开关	启动结束	运行一半	运行终止	进入下一循环
下肢1启动	F	T	保持	保持	保持	保持
下肢1运行	F	T	保持	保持	保持	保持
下肢1启动完成	F	保持	T	F	保持	保持
下肢1半	F	保持	保持	T	F	F
下肢1终	F	保持	保持	F	T	F
下肢2启动	F	保持	保持	保持	保持	保持
下肢2运行	F	T	保持	保持	保持	保持

表 7.3 中所有布尔开关初始值均为 F。当触发下肢 1 的启动开关后,下肢 1 运行状态变为 T,进入运行状态。启动部分运行完成后,运动完成状态变为 T,同时下肢 1 进入循环运行状态,下肢 2 运行状态变为 T 进入启动状态。循环运行状态运行至一半时,启动完成状态变为 F,以防止其对电机运行程序的干扰。运行终止时,若下肢 2 刚好运行至步态周期的一半,下肢 1 即可进入下一个步态周期循环,同时下肢 1 终止状态再次变为 F。下肢 2 的启动、半程与终止原理与下肢 1 类似,故不在表中给出。

另一侧下肢的电机交替运动程序与本程序完全对称。若柔索控制加入刚性支链模块,其程序整体上无变化,只需将丝杠电机的运动规律编写到程序当中。

7.4　数据采集卡的编程

数据采集卡选用阿尔泰公司的 PCI8620 数据采集卡。该卡提供了较广泛的功能,且精度高、性能稳定,其在本书中主要应用于模拟信号的采集。

7.4.1　数据采集程序

PCI8620 数据采集卡有 16 个模拟量测量通道,可同时测量最多 16 个单端输入模拟信号或 8 个双端输入模拟信号。在 LabVIEW 环境下,该采集卡的数据采集原理较简单。首先调用 CreateDevice 函数创建设备对象,调用 InitDeviceProAD 函数,该函数的作用是让用户对数据采集卡的相关参数进行设置,例如数据采集模式、采集通道设置、采样频率、量程等参数,同时初始化设备。紧接着调用 StartDeviceProAD 函数启动设备,设备启动后,即可进行数据采集。在数据采集程序结束之后,还要调用两个函数,即 ReleaseDeviceProAD 函数及 ReleaseDevice 函数关闭数据采集程序同时释放设备对象。这两个程序与前面提到的设备创建、初始化启动函数与运动控制卡的初始化程序、关闭程序及脉冲设置函数类似,为数据采集卡模拟量采集功能必用函数。不同的数据采集模式在函数调用上稍有不同,但大体一致。

如图 7.8 所示为 LabVIEW 数据采集程序的一部分。该程序为层叠式顺序结构,未显示的部分即前文提到的设备创建、板卡初始化与启动、板卡关闭和设备对象释放函数,其原理简单,故不再详细说明。

图 7.8 中的 ReadDeviceProAD_Npt 函数为模拟量数据的读取函数,是实现数据采集卡功能的重要函数。板卡拥有 16 个单端输入模拟量数据读取通道,在板卡初始化时需对工作通道进行设置。例如当设置通道为 0 ~ 2 时,即通道 0、通道 1 和通道 2 作为采集数据的工作通道,其余 13 个通道不工作。工作通道必须连续。该函数中 nReadSizeWords 输入量为读取数据的长度,即工作通道读取的函数按照通道由小到大的顺序依次写入该长度的数组中,并按此规律循环,因此该函数输入值必须为通道数量的整数倍,保证每一时刻的数组相同位置的数据始终对应同一个工作通道。函数右侧为输出数组,将该数组

按照 $1, n+1, 2n+1\cdots,$ 的规律分成 n 个数组，n 为通道数。至此，每个数组的所有数据均为同一工作通道的采集数据，对分组数据进行处理即可得到所采集数据的变化规律。当信号为双端输入时最多可测量 8 个模拟量数据，其原理类似，只需更改板卡初始化时的参数即可。

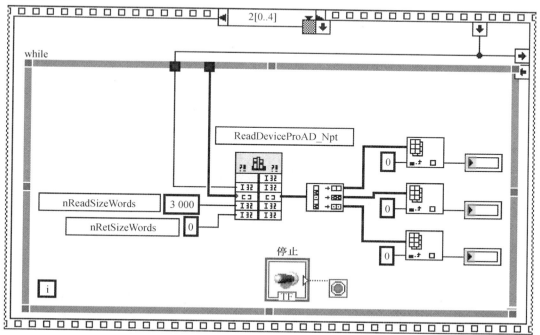

图 7.8　LabVIEW 数据采集程序

7.4.2　力控开关与变速控制

力控开关与力控变速控制为本书研究的重点、难点之一。力控开关的定义是患者直接借助柔索拉力直接开启或停止机器的运行，即当患者与康复机器人连接完毕后可以通过自己的动作改变机器的运动状态，不需要其他人在上位机上进行控制，可以在独立的情况下完成康复训练，还可以根据自身需求调整机器的运行状态，使康复训练更加人性化。

力控开关的原理是在机器未开启的状态下由拉力传感器检测柔索拉力。若患者有屈伸动作趋势，拉力传感器就会捕捉到柔索拉力的变化，并将该拉力信号转化为电信号输入到数据采集卡，在上位机上以数值的形式显示。若该数值大于某给定值，可通过编写程序使其触发启动功能。

变速控制可采取以下两种方式：

（1）速度与柔索拉力成正比，即柔索拉力越大速度越大，患者可以通过增加或减小与柔索的相互作用力达到加速或减速的效果。该方式的优点是可以将患者的输出力直接变为速度，但当患者下肢虚弱或康复状况不良时不能以想要的速度训练。该方式适用于康复后期的训练。

（2）设定一个拉力范围，当拉力在此范围内浮动时速度不变，当某根柔索的拉力大于该范围的最大值时，根据下肢运动状态及两根柔索的拉力状态机器作出加速还是减速的动作。

第二种控制方式的原理介绍如下。

如图7.9所示，为LabVIEW程序力控开关与力控变速模块。左侧的归零设置在程序启动瞬间有效，将速度调节倍率调整为原始状态"1"，即按照所设定的原始速度运行，运动开关仍调整为关闭状态。右侧while循环中的四个条件结构依次为启动条件、加速条件、减速条件和停止条件。拉力1与拉力2分别为柔索1（患者前方）与柔索2（患者后方）的拉力。

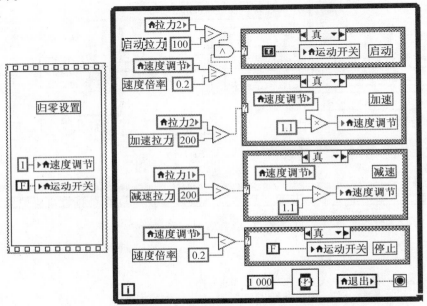

图7.9　LabVIEW力控开关与力控变速模块

当患者与机器连接完毕时启动程序，拉力传感器开始读数。若患者想启动康复机器人，只需将下肢向前屈伸，做迈步动作，此时患者身后的柔索2拉力必然增加，若拉力2大于某预设值（启动拉力）时，机器启动，患者下肢自然进入步态周期参与屈伸运动。启动拉力的设定目的在于防止患者在静止状态由于少许外界干扰而造成的机器突然启动。

机器启动后，三根柔索共同牵引下肢，其柔索力维持在变化不大的范围内。一个步态周期内的下肢运动可分为向前和向后两个阶段。当患者下肢向前运动时，若需要增加机器运行速度时，只需比正常步态过量前伸下肢，此时柔索2拉力必然增加。当拉力2超过某一预定上限拉力值（加速拉力）时，就会触发加速条件，速度调节倍率增加，系统运行速度也增加（同时跑步机速度增加）。同理，当患者需要减速时，只需比正常步态稍迟伸展下肢或有意收缩，拉力1就会增大，当大于预定上限拉力值（减速拉力）时即可触发减速条件。当下肢处于向后运动的过程时，变速控制原理相同，只需改变拉力1与拉力2

的位置即可。

　　加速拉力与减速拉力(上限拉力)按照前面所得的柔索拉力变化规律,同样随时间变化。每一时刻的上限拉力值应比该时刻柔索拉力标准值大一些,以防止由于外界不可确定的干扰造成的速度突变。

　　如表7.4所示为当下肢处于向前(向后)运动状态时柔索拉力关系及其运行状态的关系,由拉力1与拉力2两个拉力控制。下限拉力与上限拉力同理,为保证拉力稳定,其数值应比柔索标准拉力值小一些,系统在运行过程中所有柔索的拉力必须保证大于其下限拉力,保证柔索处于绷紧状态。当两个拉力值均处于上限拉力与下限拉力之间时,系统正常运行。加速运行与减速运行条件与前文所述一致。非正常状态为至少一个拉力过小而未触发加减速条件或两者同步增大,该状态若系统出现少许误差或干扰,可由力闭环反馈调节将其调整为正常值。

表7.4　柔索拉力关系及其运行状态的关系

拉力1关系式 拉力2关系式	拉力1 < 下限拉力	下限拉力 ≤ 拉力1 ≤ 上限拉力	上限拉力 < 拉力1
拉力2 < 下限拉力	非正常状态	非正常状态	减速(加速)运行
下限拉力 ≤ 拉力2 ≤ 上限拉力	非正常状态	正常运行	减速(加速)运行
上限拉力 < 拉力2	加速(减速)运行	加速(减速)运行	非正常状态

　　加速运行与减速运行本质上是改变速度倍率。当患者需要停下机器时,只需逆向施力使机器速度减小,当速度倍率小于某预设值时,触发停止条件,机器停止。停止后,患者只需重新触发启动条件,机器便可再次开启运行,无须上位机操作。

　　对于本程序中的拉力,当其满足加速(减速)条件时,无论拉力值与上限拉力的差值为多少,速度总是以恒定的倍率增加或减少。若需改变这种状况,可将拉力继续分段,每一段对应不同的加减速倍率,增加条件结构的数量,或将加减速程序中的参数与拉力值超过上限拉力的部分利用比例关系连在一起,使得拉力超出上限拉力的值越大,其加速倍率就越大。

　　力控开关和变速程序与分段运动在线变速程序组合时,放置在分段运动顺序结构外,与电机驱动程序并列运行。在分段运动顺序结构中,每一帧均设置其柔索拉力值,由于拉力值是变化的,这里只需给出其均值。加速条件与减速条件的上限拉力值设置为每一帧柔索拉力均值的函数,保证步态周期的不同阶段满足各自的力控条件。

7.4.3　力闭环反馈控制

　　根据上一小节介绍的力控开关和力控变速程序,当柔索实际拉力大小满足加速、减速或正常运行的条件时,可按其所对应的程序加速、减速或保持预定运行速度。若柔索拉力过小,很容易在受到干扰时柔索拉力突变为0,使柔索处于松弛状态而失效。若柔索拉力过大,很容易对患者或系统造成伤害。因此当柔索处于前一节所述的非正常状态或处于加减速状态而拉力远大于上限拉力时,需要利用力闭环反馈程序将拉力调整到正常范围之内。

本书采用的控制策略为速度、力双闭环控制策略,速度反馈由光电编码器采集信号反馈到控制器,由控制器完成。力反馈控制由 LabVIEW 软件编程实现,为本节的主要内容。

如图 7.10 所示为单个拉力单向运动的反馈控制程序。左侧三个逻辑条件为反馈条件,分别为两拉力均大于上限拉力,拉力 1 小于上限拉力且拉力 2 不大于上限拉力,拉力 1 大于加速运动的上限拉力。前两者对应非正常状态下拉力 1 过大或过小的情况,后者对应加速状态下拉力 1 超过上限拉力过多的情况。三者满足其一时反馈条件的反馈值为 1,即可触发拉力 1 的调节程序。

当拉力 1 满足反馈条件时,先计算拉力值与上、下限拉力的差值再做差,拉力值偏离预定拉力值越大其作差结果越大。作差结果经过一系列计算,换算成以脉冲为单位的数值,并利用其改变电机的转速。其原理为当运动方向向前时,若拉力值过大时电机转速减小使柔索松弛,拉力过小时电机转速增加使柔索紧绷,拉力恢复正常时停止调节。运动方向改变后其原理类似。因此,在正常运行时,即可将拉力维持在一定的范围之内。

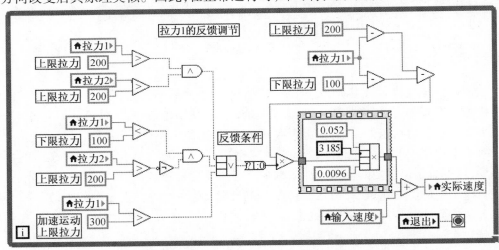

图 7.10　单个拉力单向运动的反馈控制程序

程序中出现的上限拉力、下限拉力、输入速度与实际速度等均为随时间变化的量,即电机驱动程序中的顺序结构中每一帧都对应不同的数值,需要将这些数值分别引用到本程序当中。

本程序仅针对拉力 1,实际上每根柔索都对应一个拉力反馈程序。其中,柔索 1、柔索 2 关系到运动轨迹的准确性,原则上哪一根柔索拉力过小或过大则调整哪一根柔索的拉力,若拉力误差不大则不需要调节,以保证运动轨迹的准确性。柔索 3 只需保证其拉力在所限定的范围内浮动即可。对于程序中的上限拉力与下限拉力无具体要求,二者平均值为标准拉力或与标准拉力的差值合理即可。

为保证系统安全,在用软件限制拉力大小的同时,需要在柔索上串联硬件保护装置,当柔索拉力达到危险数值时断开,以保护患者不受损伤。

7.4.4　上位机控制软件系统

为了方便对机器人进行控制,并能够时刻对机器人的运行情况进行监控,作者开发了基于 C# 的伺服系统上位机软件,该软件可实现同步对最多 4 个伺服电机的控制,并可将各电机速度随时间的变化规律和位置随时间的变化规律的结果显示在上位机软件界面中。

Microsoft Visual C#是微软公司推出的 C#集成开发环境,其软件界面主要分为两部分,即设计器和代码:设计器为上位机显示界面,用户可通过调用多个控件进行独立设计;代码为 C#编译代码。在 Microsoft Visual C#中,代码通常分为三部分:启动代码,即 Start_Click 事件;停止代码,即 Stop_Click 事件;主程序代码,即 Form( )主程序。图 7.11 为调试过程中设计器界面图,图 7.12 为上位机界面图。

从图 7.12 可看出,柔索牵引下肢康复机器人控制系统的上位机界面可分为输入参数区、变量显示区、速度时间曲线区、位置时间曲线区、PVT 数据区、康复轨迹图区和按键区等 7 部分构成。

输入参数区主要为康复系统工作前设置各轴轴号,通过改变数值控件的值可相应地改变各轴轴号。

变量显示区可显示出当前康复轨迹的各柔索和丝杆螺母轴的速度、位置量,并能够显示运动状态和运动时间。当控制系统正常工作时,运动状态栏会显示"运动中",当控制系统停止工作时,运动状态栏会显示"停止中",用户可通过运动时间和运动状态栏信息及时确定系统运动状态。

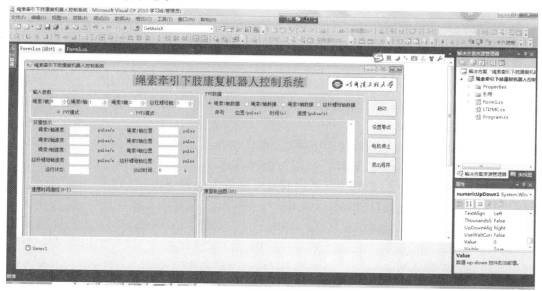

图 7.11　设计器界面图

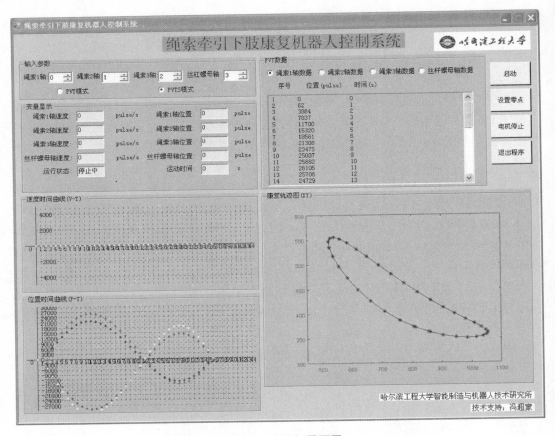

图 7.12 上位机界面图

速度时间曲线区和位置时间曲线区与变量显示区对应,所不同的是变量显示区通过数字实时显示出变量数值,而速度时间曲线区和位置时间曲线区通过曲线实时显示速度和位置随时间的变化规律。

PVT 数据区根据系统预先编写的程序自动计算各电机每单位时间内系统发出的脉冲数和速度信息。康复轨迹图区控制系统执行的康复运动轨迹,通过修改 C#程序变量就可以改变康复训练轨迹。

按键区为控制系统的主要操作区域,按键区包括 4 个按键,即"启动""设置零点""电机停止"和"退出程序"。"启动"按键为系统启动按键,点击"启动"按键后控制系统开始工作。"设置零点"按键则可将系统所有控制变量恢复到零值,点击"设置零点"按键则变量显示区的所有变量值都会变成 0。"电机停止"按键为系统停止按键,当控制系统失控或其他原因需要暂时停止电机转动时,点击"电机停止"按键便可立即停止所有电机转动。"退出程序"按键为控制系统关闭按键,点击"退出程序"即可退出柔索牵引下肢康复机器人控制系统。

7.5　运动控制特性实验

7.5.1　柔索牵引单元轨迹跟踪实验

在康复训练中,为了达到预期康复效果,柔索末端结点需要按照既定轨迹进行往复运动。因此,需对柔索牵引单元进行轨迹跟踪实验,其实验原理与实物图如图 7.13 所示。其实验原理是对电机上的速度传感器所得速度信号量 v 进行积分,得到柔索实际位置量 X,以此作为反馈量与规划位置量 X_d 作差得到 X_e,X_e 作为 PID 控制器的输入量,调节电机的转速 v,达到轨迹跟踪的目的。

实验时,在柔索末端施加质量约 50 N 的砝码,驱动电机由 MLDS3620 多功能直流伺服驱动器驱动,利用阿尔泰 PCI8620 数据采集卡采集拉线传感器反馈的速度信号,通过 DMC5000 系列运动控制卡控制驱动电机转速,使砝码在竖直方向上做匀速运动,运动 5 s 后竖直上升 200 mm。利用 Matlab 对柔索末端速度信号进行数据处理,得到柔索牵引单元轨迹与规划轨迹,如图 7.14 所示。

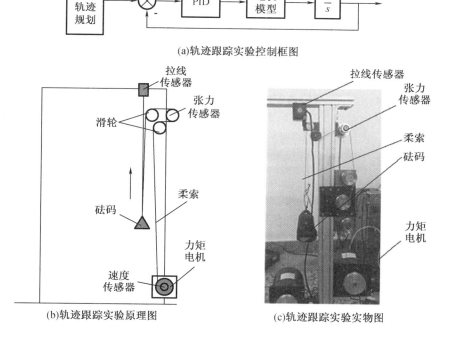

(a)轨迹跟踪实验控制框图

(b)轨迹跟踪实验原理图　　　(c)轨迹跟踪实验实物图

图 7.13　柔索牵引单元轨迹跟踪实验

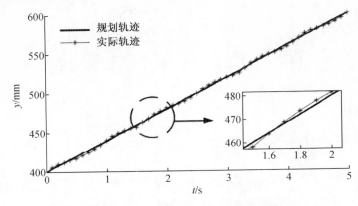

图 7.14　柔索牵引单元轨迹跟踪实验结果

在图 7.14 中,直线代表柔索末端砝码需完成的规划竖直方向上的直线运动,星号线代表柔索末端砝码实际运行的轨迹。在规划直线运动中,柔索末端砝码在运动 5 s 后,匀速上升 200 mm;在实际运动中,柔索末端砝码在运动 5 s 后上升 200 mm,但其速度始终在给定速度左右波动。结合图 7.14 可知,规划轨迹与实际轨迹基本重合,柔索牵引单元末端实际运动轨迹能够很好地跟踪规划轨迹,跟踪轨迹误差控制在允许范围以内。由实验结果可以得出,柔索牵引单元能够完成轨迹跟踪实验,并且其误差精度满足康复训练精度要求。

7.5.2　柔索牵引单元阻抗控制实验

柔索的主动柔顺性能够帮助恢复训练者的运动主动性,更好地满足康复训练的安全性要求,所以柔索牵引单元控制系统需采用阻抗控制策略,以实现系统的主动柔顺性控制,进而设计了柔索牵引单元阻抗控制实验,其实验原理与实物图如图 7.15 所示。

其实验原理是:柔索规划位置量 X_d 与实际位置量 X 作差得到位置偏差量 X_e,X_e 与阻抗目标刚度 K 相乘得到目标阻抗力 F_d,F_d 与张力传感器测得柔索力信号 F 作差得到力偏差信号 F_e,F_e 作为 PID 控制器的输入量,以此控制电机转速。当张力传感器测得柔索力过大时,阻抗控制系统将控制柔索末端偏离既定轨迹运动,实现系统的柔顺性控制。

由图 7.15 可知,柔索的一端固定在驱动电机牵引轮上,经过滑轮组及传感器过轮,另一端与拉力计相连。为了验证阻抗控制的柔顺性控制效果,先进行两组对照实验。

实验 1:受训人员握住拉力计把手(对柔索不施加横向力),电机以 200 r/min 的速度转动,柔索末端由位置 1 运动到位置 2,此时拉力传感器没有施加力反馈信号,其实验结果如图 7.16(a)所示。

实验 2:受训人员握住拉力传感器把手(对柔索施加 50 N 的横向力),电机以 200 r/min 的速度转动,柔索末端由位置 1 运动到位置 2,此时拉力传感器施加力反馈信号,其实验结果如图 7.16(b)所示。

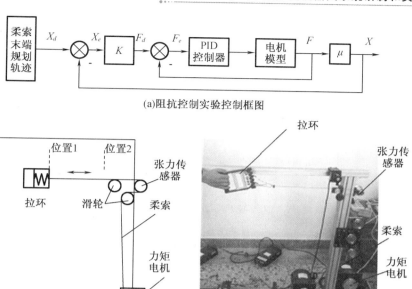

(a)阻抗控制实验控制框图

(b)阻抗控制实验原理图　　　　(c)阻抗控制实验实物图

图7.15　柔索牵引单元阻抗控制实验

在图7.16中,实线代表柔索末端需完成的水平方向上直线轨迹,星实线代表柔索末端实际运动的轨迹。由图7.16(a)中可知,在自由空间中(人未在柔索末端施力),因力传感器存在噪声及位置控制不准确,柔索末端实际轨迹与规划轨迹有一定的偏差,并且其偏差要大于轨迹跟踪实验中的偏差,但两条曲线基本重合。由图7.16(b)可知,当训练者在柔索末端施加力时,柔索末端实际轨迹明显偏离规划轨迹且小于规划轨迹所处位置。在控制系统中加入了力内环阻抗控制,力控制器产生位置修正量,因而产生偏离,实现主动柔顺性控制。此外,由于施力方向与运动方向相反,导致实际轨迹小于规划轨迹。

保持实验1、实验2中位置控制参数不变,仅改变力控制器中目标阻抗刚度 K,进行实验3与实验4。

实验3:选取目标阻抗刚度为1 000 N/m,受训人员以变化的力拉动柔索末端的拉力计拉环,电机以200 r/min的速度转动,柔索末端由位置1运动到位置2。

实验4:选取目标阻抗刚度为3 000 N/m,受训人员以变化的力(变化大小与趋势同实验3)拉动柔索末端的拉力计拉环,电机以200 r/min的速度转动,柔索末端由位置1运动到位置2。

两组实验中,位置偏差曲线如图7.17(a)所示,力反馈信号曲线如图7.17(b)所示。

由图7.17(a)可知,目标刚度系数与位置偏差之间成反比例关系,即目标刚度系数越大,相应的位置偏差越小;目标刚度系数越小,相应的位置偏差越大。结合图7.17(a)与图7.17(b),位置偏差的变化趋势与力反馈信号的变化趋势一致,即当位置信号增加时,相应的力反馈信号也逐渐增加;当位置信号逐渐减少时,相应的力反馈信号也逐渐减少。这说明在康复机器人控制系统中,将对力的控制转化成了对位置的控制。当机器人所受负载力增加时,柔索末端实际轨迹与规划轨迹之间的偏差将增大,实现了阻抗控制。

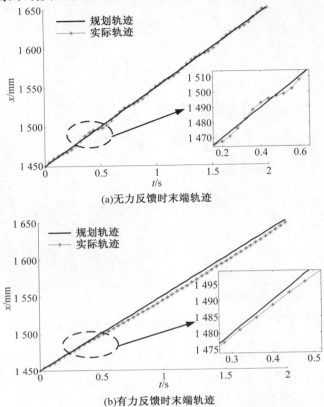

(a)无力反馈时末端轨迹

(b)有力反馈时末端轨迹

图 7.16 柔索牵引单元阻抗控制实验结果

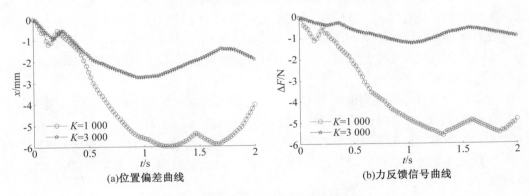

(a)位置偏差曲线 (b)力反馈信号曲线

图 7.17 位置偏差与力反馈信号曲线

7.5.3 二柔索牵引单元输出力性能实验

在康复训练中,为了满足不同训练模式的需求,有时需要两根柔索牵引单元输出力。

为了检验两根柔索牵引单元输出力之间的有效性与协同性,设计了二柔索牵引单元输出力性能实验。此实验包括两个力矩电机、两个张力传感器、拉环等设备,如图7.18所示。

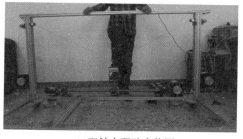

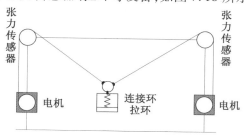

(a)双轴力跟踪实物图　　　　　　　(b)双轴力跟踪示意图

图7.18　二柔索牵引单元输出力性能实验

实验进行时,两个力矩电机同时输出大小相等恒定的力,试训者用单只脚踏到拉环上,做上、下屈伸运动,试训者通过改变屈伸的频率来测得在不同运动速度下电机输出力的波形图,如图7.19所示。从图中可以发现,在相同运动周期下,两个电机输出力的波形波动情况相似,可知两个电机的运动状态也相似;同一个电机在不同的运动周期下,其波动的大小也不同,运动越快,波动越大,其与反电动势的大小有密切的关系。当动态跟踪的误差都控制在5%以内,可以满足训练的要求。

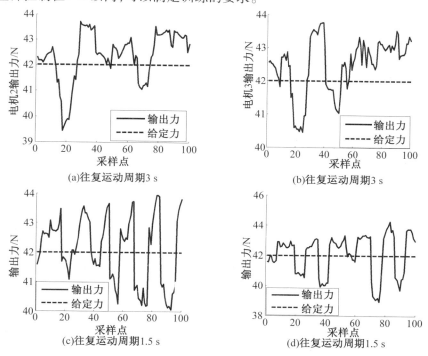

图7.19　双轴动态跟踪动态图

7.5.4 运动稳定性实验

1. 实验 A1

实验 A1 主要用来验证在工作空间竖直方向上的运动稳定性的分布和理论分析的正确性,因此,实验 A1 中末端执行器的运动轨迹 A1 选取工作空间的竖直中线,即

$$
\begin{cases}
\begin{cases}
x = 840 \\
y = 250 \\
z = 200 + 25t
\end{cases} & (0 \leqslant t \leqslant 10s, A1) \\
\begin{cases}
\varphi_1 = \varphi_2 = \varphi_3 = 0 & (A1-1) \\
\begin{cases}
\varphi_1 = \varphi_2 = \pi \sin((t-10)\pi/10)/12 \\
\varphi_3 = 0
\end{cases} & (A1-2)
\end{cases}
\end{cases}
\tag{7.1}
$$

在运动轨迹 A1-1 中,将末端执行器的姿态角确定为 $\varphi_1 = \varphi_2 = \varphi_3 = 0$,在运动轨迹 A1-2 中,将末端执行器的姿态角确定为 $\varphi_1 = \varphi_2 = \pi \sin((t-10)\pi/10)/12$,$\varphi_3 = 0$,下面通过实验 A1-1 和实验 A1-2 研究姿态角对康复机器人的运动稳定性的影响规律。

运动轨迹 A1-1 和 A1-2 的运动稳定裕度如图 7.20 所示,运动轨迹 A1-1 的运动稳定裕度值随着 Z 值(或时间)的增加逐渐增大,而运动轨迹 A1-2 的运动稳定裕度值随着 Z 值(或时间)的增加先减小后增大,主要原因是末端执行器的姿态角 φ_1 和 φ_2 是先增大后减小。

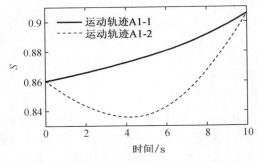

图 7.20　运动轨迹 A1-1 和 A1-2 的运动稳定裕度

在外界干扰物的干扰下,实验 A1-1 和 A1-2 的实验数据如图 7.21 所示,由图可知,在实验 A1-1 中,末端执行器的位置和姿态角的运动误差均随着 Z 值的增加逐渐减小,且最大误差为 $\max[\,|\Delta X|, |\Delta Y|, |\Delta Z|\,] = [0.2912, 4.987, 8]$,$\max[\,|\Delta\varphi_1|, |\Delta\varphi_2|, |\Delta\varphi_3|\,] = [0.64, 0.6, 0.38]$;实验 A1-2 的运动误差明显大于实验 A1-1 的运动误差,且约在 1.7 s 之后,实验 A1-2 的运动误差开始增加,大约 7.3 s 时运动误差开始逐渐减小,由于惯性作用,角度 φ_1 和 φ_2 的运动误差大约在 1.7 s 和 7.3 s 时出现最大值,且实验 A1-2 的最大运动误差为 $\max[\,|\Delta X|, |\Delta Y|, |\Delta Z|\,] = [3.7, 6.14, 19.67]$ mm,$\max[\,|\Delta\varphi_1|, |\Delta\varphi_2|, |\Delta\varphi_3|\,] = [6.002, 5.69, 0.6]$;实验 A1-2 中柔索拉力的波动性明显大于实验 A1-1 中柔索拉力。实验结果表明:在竖直方向上,随着 Z 值的增加,系统抵

抗外界干扰的能力逐渐增强,且随着末端执行器姿态角的增加,系统抵抗外界干扰的能力有所减弱。

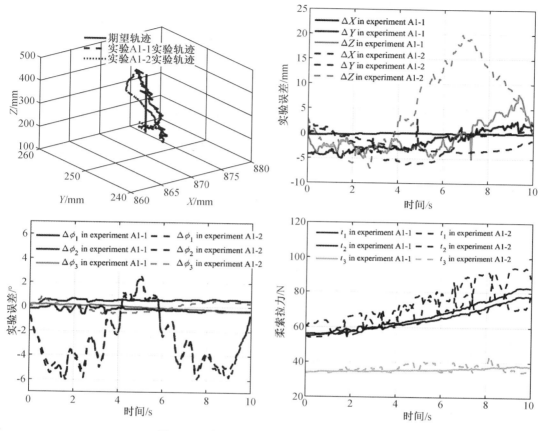

图7.21　实验 A1－1 和 A1－2 的实验数据

在患者较为严重的初始康复训练阶段中,实验 A1－1 的运动可被视为是稳定的,而实验 A1－2 的运动可被视为是不稳定的;对于具有一定运动能力的患者和在后期下肢力量康复训练中实验 A1－1 和实验 A1－2 的运动均可被视为是稳定的。

2. 实验 A2

实验 A2 主要为了验证系统运动稳定性在水平面内的分布规律。在实验 A2 中,末端执行器的运动轨迹 A2 如下:

$$\begin{cases} x = 50\cos(\pi t/10) + 840 \\ y = 50\sin(\pi t/10) + 250 \\ z = 400 \\ \varphi_1 = \varphi_2 = \varphi_3 = 0 \end{cases} \quad (0 < t \leqslant 20s) \quad (7.2)$$

$$\begin{cases} x = 100\cos((t-30)\pi/10) + 840 \\ y = 100\sin((t-30)\pi/10) + 250 \\ z = 400 \\ \varphi_1 = \varphi_2 = \varphi_3 = 0 \end{cases} \quad (0 < t \leqslant 20s) \qquad (7.3)$$

式(7.2)和式(7.3)分别表示实验 A2-1 和实验 A2-2 的运动轨迹,通过实验 A2-1 和实验 A2-2 可以验证末端执行器的运动稳定性在水平切面内的分布规律。

运动轨迹 A2-1 和 A2-2 的运动稳定裕度如图 7.22 所示,运动轨迹 A2-1 的运动稳定裕度值大于运动轨迹 A2-2 的运动稳定裕度值,且运动轨迹 A2-1 的稳定裕度值的变化比较平缓,其主要原因是运动轨迹 A2-2 更靠近康复机器人工作空间的边界区域,柔索拉力的分布均匀性更差,柔索拉力的变化幅度更大,因此,运动轨迹 A2-1 的稳定裕度值的变化会更大一些。另外,运动轨迹 A2-1 和 A2-2 的运动稳定裕度的波动性是由末端执行器相对于康复机器人工作空间竖直中线的距离和工作空间的几何构型所造成的。

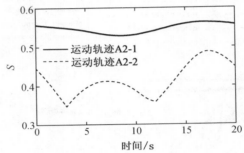

图 7.22　运动轨迹 A2-1 和 A2-2 的运动稳定裕度

在外界干扰物的干扰下,实验 A2-1 和 A2-2 的实验数据如图 7.23 所示。由图可知,在实验 A2-1 和实验 A2-2 的运动误差存在一定的周期性,其主要原因是圆形轨迹和机器人构型配置所确定的工作空间形状的边界之间的距离呈现周期性,且实验 A2-1 的运动误差明显小于实验 A2-2 的运动误差,实验 A2-1 最大误差为 $\max[\,|\Delta X|,|\Delta Y|,|\Delta Z|\,] = [26.53,15.43,4]$ mm,$\max[\,|\Delta\varphi_1|,|\Delta\varphi_2|,|\Delta\varphi_3|\,] = [1.7,1.3,0.8]$;实验 A2-2 的运动的最大运动误差为 $\max[\,|\Delta X|,|\Delta Y|,|\Delta Z|\,] = [45.2,53.59,22]$,$\max[\,|\Delta\varphi_1|,|\Delta\varphi_2|,|\Delta\varphi_3|\,] = [7.1,6.12,4.11]$;实验 A2-2 中柔索拉力的波动性明显大于实验 A2-1 中柔索拉力。实验结果表明在水平切面内,工作空间中心区域的抵抗外界干扰的能力强于边界区域。

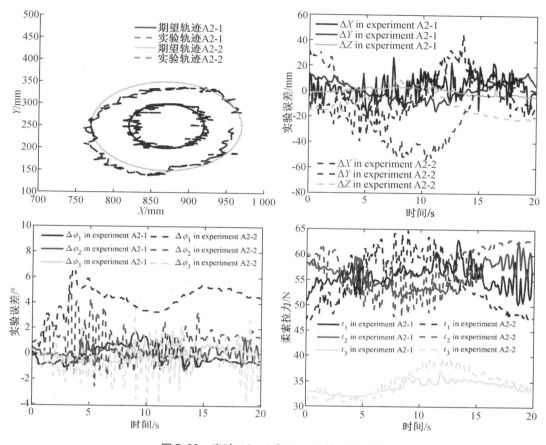

图 7.23　实验 A2 - 1 和 A2 - 2 的实验数据

在患者较为严重的初始康复训练阶段中,实验 A2 - 1 的运动可被视为是稳定的,而实验 A2 - 2 的运动可被视为是不稳定的;对于具有一定运动能力的患者和在后期下肢力量康复训练中实验 A2 - 1 和实验 A2 - 2 的运动均可被视为是稳定的。

通过上述实验 A1 和实验 A2 验证了康复机器人的运动稳定裕度的分布情况,实验结果和系统运动稳定性分析结果一致,表明稳定性评价方法是正确的,可以用来评价康复机器人的运动稳定性。

7.6　本章小结

柔索牵引下肢康复机器人系统的动态性能是由结构和控制共同决定的。为了设计出性能优越的柔索牵引下肢康复机器人,本章节根据下肢康复训练的需要,设计了满足训练要求的柔索牵引下肢康复机器人模型,并对系统硬件的选型、软件控制系统进行了介绍,并制作了原理样机,对样机系统进行了驱动控制特性实验研究,包括单方向运动控制实验和复合运动控制实验。实验结果表明动平台的移动误差较小,而转动误差相对较大,验证了机器人静态刚度的耦合特征,得出柔索弹性对柔索拉力变化的影响情况,以及柔索在运动坐标轴上的零空间拉力和有效作用力的变化规律,为确定柔索初始拉力提供了指导性作用。同时,利用位置伺服控制对动平台进行了轨迹跟踪实验,虽然存在一定误差,但满足康复训练的精度要求。

参考文献

[1] 李世敬,王解法,冯祖仁. 基于计算力矩结构的并联机器人层叠小脑模型补偿控制研究[J]. 西安交通大学学报,2003,37(6):569-572.

[2] CHEN Z, KONG M, LIU M, et al. Dynamic modelling and trajectory tracking of parallel manipulator with flexible link[J]. International Journal of Advanced Robotic Systems,2013(1):10.

[3] MING A, KAJITANIM, HIGUCHI T. On the design of wire parallel mechanism[J]. International Journal of the Japan Society for Precision Engineering,1995,29(4):337-342.

[4] 李星星. 可穿戴式下肢康复机器人控制系统的设计[D]. 成都:电子科技大学,2013.

[5] DAGALAKIS N G, ALBUS J S, WANG B L, et al. Stiffness study of a parallel link robot crane for shipbuilding applications[J]. Journal of Offshore Mechanics & Arctic Engineering, 1989,11(3):20.

[6] 赵唯伟. 卧式下肢康复机器人控制系统研究[D]. 哈尔滨:哈尔滨工程大学,2007.